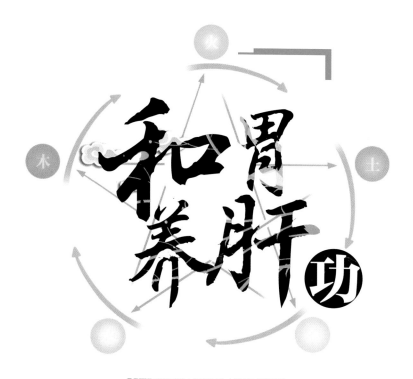

和胃养肝功

HEWEIYANGGANGONG

文泰元 编著

山西出版传媒集团
山西科学技术出版社

胃平肝疏，体自康健

——和胃养肝功之妙法

　　胃者，五脏六腑之海也，水谷皆入于胃，五脏六腑皆禀气于胃，主一身之津液，是人体中非常重要的内脏器官。人以水谷为本，故人绝水谷则死。因此，胃功能的强弱直接关系到人体脏腑与生命活动的正常与否。正如华佗在《中藏经》中所说："胃者，人之根本也，胃气壮则五脏六腑皆壮也。"胃为五脏之本，属戊土，故《景岳全书》亦云："土气为万物之源，胃气为养生之王，胃强则强，胃弱则弱，有胃则生，无胃则死，是以养生家必当以脾胃为先。"

　　肝者，魂之处也，开窍于目，主藏血，有贮藏、调节血液的功能，还有疏泄、条达、升发、畅泄等综合生理功能，是人体内最大的器质性器官。肝为五脏之长，属乙木，木能动风，故《经》曰："阳气者，烦劳则张，精绝辟积于夏，使人煎厥。"

　　中医学理论认为，人类患病是先从肝开始的，然后是脾胃。肝协助脾气生发清阳，促进食物的消化吸收。肝气郁结或肝阴虚阳旺则肝失疏泄，胃气不降，脾气不升，从而造成肝胃不和。脾胃运化功能失调就会导致消化吸收功能下降，而人体的消化吸收功能一旦下降，全身各脏器功能就会随之全面下降，各种慢性疾病也会由此而生。肝胃之气相通，一荣俱荣，一伤俱伤。如果脾胃气伤，元气不充，则诸病皆可由此而发。正如中国清代名医叶天士所说："肝为起病之源，胃为传病之所。"

　　常见的肝胃功能异常和疾病，除了饮食方面的原因外，多由压力、生气、忧虑、愤怒等情志不遂、气郁结滞等引起，而这些不良情绪是我们绝大多数人不能完全控制得了的，药物也几乎起不到多大的作用。因此，通过一套有针对性的功法进行不断的自我调整、修炼成为关键。

和胃养肝功，就是一套主要针对脾胃和肝脏的现代导引养生功法。它以中医学的经络学说和气血理论为指导，结合易学的五行、阴阳的养生规律及现代人体医疗保健知识，汲取古代优秀的养生术（如六字诀、五禽戏、八段锦、太极拳等）的精华创编而成。它通过按摩牵引、肢体曲张、舒缩胸腹，配合吐纳呼吸，从而起到舒筋活络、蠕动脏腑的作用，能够有效地加强脏腑，特别是脾胃和肝脏的功能。肝胃之气充足调和，升降适宜，纳化有度，气血得以化生，元气得以滋养，则正气内存，精力充沛。

本书所介绍的和胃养肝功简单易学，每个动作、招式除了清楚的文字说明外，还配有示例图片，图文对照，一目了然。整套功法演练起来舒展大方，如行云流水，且收效迅速，不受场地、时间限制，在家里、办公室或旅途中都可以练习。此外，本书还介绍了一些肝胃保养的基本理论，精选了部分古代肝胃导引养生术，增长读者的养生知识。

锻炼者长期习练此功法，不但能够有针对性地加强胃和肝的功能，还可心气平和、改善体质、益寿延年。

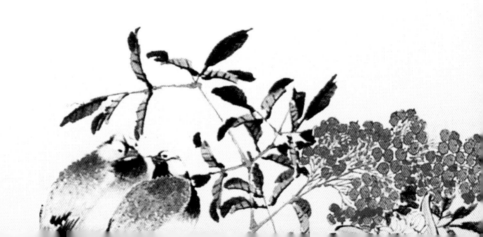

【目录】

第一章　肝舒胃泰体康健

第二章　功法详参

第三章 古代肝、胃导引养生术法精选

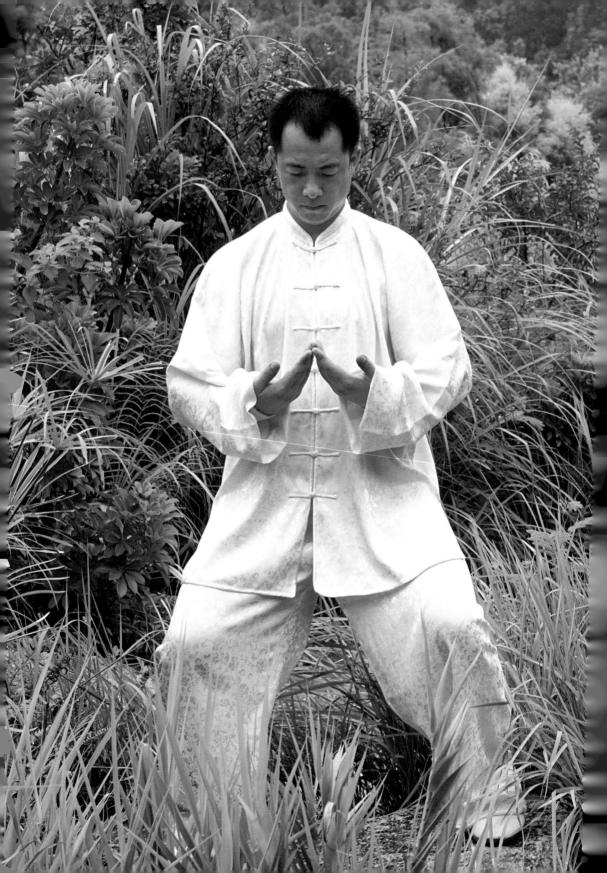

第一章

肝舒胃泰 体康健

中国古代的养生家通过对自然界万事万物的认识，特别是对鸟兽虫鱼等动物运动方式的仔细观察，结合易理的阴阳变化、五行生克，创造了多种针对人体五脏六腑及各肢体生理功能的养生导引术。这些养生术，大多通过肢体的屈伸，结合呼吸吐纳等方式，达到强身健体、固本归元、延年益寿的功效。本书介绍的和胃养肝功，就是在中国古代优秀养生导引术的基础上编创而成的，是一套主要针对人体胃部和肝脏的现代保健导引法。

本章不仅对和胃养肝功作了简单介绍，还较为详细地介绍了中医学上关于人体器官中胃和肝方面的相关知识，以帮助读者更好地了解功法原理，领悟功法妙用。

一、现代胃肝保健导引法
——和胃养肝功

1. 功法简介

　　和胃养肝功，是一套主要针对脾胃和肝脏的现代保健导引养生功法。它以中医学的经络学说和气血理论为指导，结合阴阳五行的养生规律及现代人体医疗保健知识，汲取古代优秀的养生导引术如八段锦、六字诀、五禽戏、太极拳等精华创编而成。它通过按摩牵引、肢体曲张、舒缩胸腹，配合吐纳呼吸，从而起到舒筋活络、蠕动脏腑的作用，能够有效地加强脏腑，特别是脾胃和肝脏的功能。

　　本功法简便易学，收效迅速，且不受场地、时间限制，在家里、办公室或旅途中都可以练习。当然，在空气清新的公园或郊外练习，效果更佳。整套功法演练起来舒展大方，如行云流水。

2. 养生原理及功效

　　传统中医学认为，"胃为六腑之海，肝为五脏之贼"。意思是胃主受纳，有接受和容纳水谷的生理功能，同时流出血气，滋养五脏六腑，如同大海的滋养；肝主疏泄，对全身气机的调节有着关键的作用，肝脏的病变会引起其他脏腑的病变。由此可见，胃脏和肝脏都是人体中非常重要的内脏器官。

　　习练和胃养肝功，不但能够有效调节和改善胃脏和肝脏的功能，明显改善受纳、消化、宣泄的功能，而且还可舒筋活络，达到强身健体、祛除疾病、延年益寿的功效。

　　本功法共分为十一式，各式既有所偏重，又环环相扣。全套习练，可以取得整体的健身效果，每一式又有其特定的功效。

　　起式"抱月桩"，可以让练功者静心凝神、调和气息，迅速进入练功状态。第一式"开门见山"，通过两臂的开合引导，可达到气定神闲、均衡身体左右气机的作用。第二式"川流入海"，通过两掌与丹田之间的开合，使整个腹腔形成较大幅度的舒缩，有促进肠胃蠕动、健脾和胃的功效。第三式"壶里乾坤"，通过活动腰部关节和肌肉，可以防治腰肌劳损及软组织损伤，还能够加强脾胃运化功能，治疗消化不良、腹胀、腹泻以及便秘等症状。第四式"李逵下山"，借助身体左右晃动，意在两肋，可以调理脾脏和肝脏，通过提髋行走及落地时的震动，可以提高平衡能力，能有效防治下肢无力、髋关节损伤以及膝盖疼痛等疾病。第五式"童子送书"，能够调理肝胃功能，起到治愈消化不良、舒肝明目的作用，对中老年人腰膝力量的锻炼有很大的帮助。第六式"昭君理裙"，通过两掌对腰腹部位的按摩，能够起到充实丹田之气的作用，并且对肾虚、肾亏、肾衰竭有极好的疗效，可以延缓衰老。第七式"灵猿蹬枝"，能刺激手足三阴三阳经，使肌肉、静脉得到静力牵张刺激，长期练习可以使骨肉结实，气力增加。第八式"钻木取火"，通过练习时的怒目瞪眼、握固双拳，能够刺激肝经，使习练者肝血充盈，能够有效地治疗贫血。第九式"老君炼丹"，通过收气静养，按揉腹部，由炼气转为养气，达到培本固元、益寿延年的目的。收式"气沉丹田"，能起到引气归元的作用，可以放松全身肌肉，愉悦心情，进一步巩固练功效果。

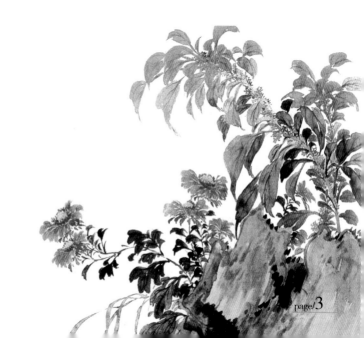

二、胃好，身体好

1. 六腑之海——胃

（1）胃的生理特点

在中医里，胃被称为"六腑之海"。它位于膈下，上接食道，下通小肠。其上口为贲门，下口为幽门。胃又称为胃脘，分上、中、下三部，上部为上脘，包括贲门；下部为下脘，包括幽门；上下脘之间为中脘。贲门上接食道，幽门下接小肠，为食物出入胃腑的通道。有时将小肠、大肠的功能也统括于胃，如《灵枢·本输》中说：大肠小肠，皆属于胃，是足阳明也。

（2）胃的生理功能

胃的生理功能有三项：受纳饮食、腐熟水谷、通降为顺。胃主受纳、腐熟水谷，为水谷精微之仓、气血之海。以通降为顺，与脾相为表里，因此脾胃常合称为后天之本。胃与脾同居中土，胃为燥土属阳，脾为湿土属阴。

①胃主受纳水谷

受纳是接受和容纳的意思。胃主受纳是指胃接受和容纳水谷的作用。饮食入口，经过食道，容纳并暂存于胃腑，这一过程称为受纳，因此胃又被称为"五谷之府""仓廪之官""太仓""水谷之海"。《类经·脏象类》中说："胃司受纳，故为五谷之府。"机体的生理活动和气血津液的化生，都需要依靠食物的营养，胃主受纳功能是胃主腐熟功能的基础，也是整个消化功能的基础。若胃有病变，则会影响胃的受纳功能，出现纳呆、厌食、胃脘胀满等症状。胃主受纳功能的强弱取决于胃气的盛衰，反映于能食与不能食。能食，则胃的受纳功能强；不能食，则胃的受纳功能弱。

②胃主腐熟水谷

胃主腐熟，是指胃消化食物并形成食糜的作用。胃接受由口摄入的食物，并使其在其中短暂停留，进行初步消化，依靠胃的腐熟作用将水谷变成食糜，以利于小肠进一步消化。食糜，是指食物经腐熟后变得像粥一样的物质。

食物经胃的腐熟而初步消化后，一部分水谷精微经胃的"游溢精气，上输于脾"，由脾输布肺及全身，大部分食物则由胃的通降作用而下传于小肠，进一步消化，其精微再经脾的运化而营养全身。

由上可知，胃主受纳和腐熟水谷的功能，必须与脾的运化功能相配合才能顺利完成。脾胃密切合作，才能使水谷化为精微，以化生气血津液，供养全身，故脾胃合称为"后天之本""气血生化之源"。饮食营养和脾胃的消化功能对人体生命和健康至关重要。如果胃的腐熟功能低下，就会出现胃脘疼痛、嗳腐食臭等食滞胃脘的症状。因此，《素问·平人气象论》中说："人以水谷为本，故人绝水谷则死，脉无胃气亦死。"

③ 胃主通降

胃主通降与脾主升清相对。胃主通降是指胃脏的气机宜通畅、下降的特性。食物入胃，经过胃的腐熟，进行初步消化之后，下行入小肠，再经过小肠的分清泌浊，浊者下移到大肠，然后变为大便排出体外，从而保证了胃肠虚实更替的状态，这是由胃气的通畅下行作用而完成的。胃贵在通降，以下行为顺。中医的脏象学说以脾胃升降来概括整个消化系统的生理功能。胃的通降作用，还包括小肠将食物残渣下输于大肠和大肠传化糟粕的功能。

脾宜升则健，胃宜降则和，脾升胃降，彼此协调，共同完成食物的消化吸收。胃的通降是降浊，降浊是受纳的前提条件。如果胃失通降，就会出现纳呆脘闷、胃脘胀满或疼痛、大便秘结等胃失和降的症状，或恶心、呕吐、呃逆、嗳气等胃气上逆的症状。脾胃居中，为人体气机升降的枢纽。所以，胃气不降，不仅直接导致中焦不和，影响六腑的通降，甚至影响全身的气机升降，从而出现各种病理变化。

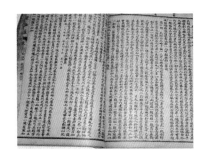
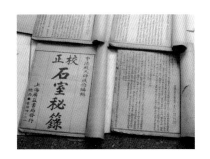

（3）与胃关联的经络及相关病症

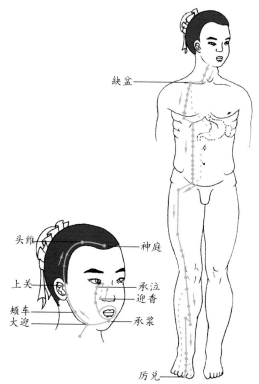

足阳明胃经循行示意图

①足阳明胃经

足阳明胃经为人体十二经脉之一，简称胃经，属胃络脾，并和心、小肠、大肠有联系。

循行路线：起于鼻翼两侧迎香穴，上行到鼻根部，与一旁的足太阳膀胱经交会，向下沿着鼻外侧承泣穴进入上齿龈内，向下环绕口唇，向下交会于颌唇沟承浆穴（任脉处），再向后沿着腮后下方，出于下颌大迎处，沿着下颌角颊车，上行耳前，经过上关穴，足少阳胆经，沿着发际，到达前额神庭穴。

下颌支脉：向下经颈部人迎穴到达缺盆（锁骨上大窝）入胸，通过膈肌下行入腹，归属于胃，并和脾脏联络。

缺盆支脉：经胸部乳头内侧、腹部脐旁至腹股沟，继而斜向外行，沿大腿、小腿前外侧下行至足背，止于足中趾内侧缝。

胃下部支脉：沿着腹里向下到气冲穴会合，再由此下行至髀关，直达伏兔部，下至膝盖，沿着胫骨外侧前缘，下经足背，进入第二足趾外侧端厉兑穴。

胫部支脉：从膝下三寸处足三里穴分出，进入足中趾外侧。

足背部支脉：从跗上（冲阳穴）分出，进入足大趾内侧端（隐白穴）与足太阴脾经相接。

主治病症：消化、呼吸、循环和神经系统病症；头面、眼、鼻、咽喉病症；胸部以及下肢前外侧的病症。病症具体为头痛、牙痛、咽喉肿痛、口眼㖞斜、胸痛、胃痛、腹痛、下肢疼痛、麻痹等。

②足太阴脾经

为人体十二经脉之一，简称脾经，属脾络胃。

循行路线：起于足大趾内侧端（隐白穴），沿内侧赤白肉际，上行过内踝的前缘，沿小腿内侧正中线上行，在内踝上8寸处，交于足厥阴肝经之前，上行沿大腿内侧前缘进入腹部，属脾，络胃，向上穿过膈肌，沿食道两旁，连舌本，散舌下。

胃部支脉：从胃别出，上行通过膈肌，注入心中，交于手少阴心经。

本经脉腧穴有：隐白、大都、太白、公孙、商丘、三阴交、漏谷、地机、阴陵泉、血海、箕门、冲门、府舍、腹结、大横、腹哀、食窦、天溪、胸乡、周荣、大包，共21穴，左右合42穴。

主治病症：消化不良、肠麻痹、腹泻、便秘、胃肠功能紊乱等消化系统疾病，月经不调、闭经、痛经、难产、盆腔炎、前列腺炎、遗精、阳痿等泌尿生殖系统疾病，下肢瘫痪、风湿性关节炎等经脉所过部位的疾病。

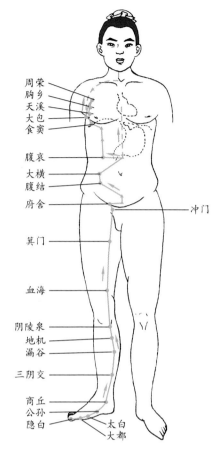

足太阴脾经循行示意图

③手太阳小肠经

为人体十二经脉之一，简称小肠经，属小肠络心。

循行路线：起始于手小指端少泽穴（承接心经），向上历经手掌、腕部前臂、肘部和臂的背面小指侧至肩部，绕肩胛，交会于督脉大椎穴。前行经缺盆（锁骨上大窝）进入胸中，与心脏联络。继而沿着食管下行，通过膈肌进入腹腔，达到太胃部，归属于小肠。属小肠络心，并与胃有联系。

缺盆支脉：沿着颈部上行，经面颊至目外眦，转向耳部，进入耳中。

颊部支脉：斜行经眼眶下至鼻旁，止于目内眦，与膀胱经相通。

主治病症：消化系统、神经系统病症；头面、耳、眼、口腔病症；颈部、肩背及上肢背面病症。

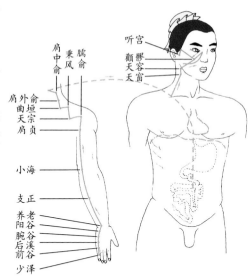

手太阳小肠经循行示意图

（4）与胃关系密切的人体穴位

①不容穴

在上腹部，当脐中上6寸，距前正中线2寸。

主治：呕吐，胃病，食欲不振，腹胀。

配伍：配中脘穴治胃病。

②承满穴

定位：在上腹部，当脐中上5寸，距前正中线2寸。

主治：胃痛，吐血，食欲不振，腹胀。

配伍：配足三里穴治胃痛。

③梁门穴

定位：在上腹部，当脐中上4寸，距前正中线2寸。

主治：胃痛，呕吐，食欲不振，腹胀，泄泻。

配伍：配梁丘、中脘、足三里穴治胃痛。

④关门穴

定位：在上腹部，当脐中上3寸，距前正中线2寸。

主治：腹胀，腹痛，肠鸣泄泻，水肿。

配伍：配足三里、水分穴治肠鸣腹泻。

⑤太乙穴

定位：在上腹部，当脐中上2寸，距前正中线2寸。

主治：胃病，心烦，癫狂。

配伍：配中脘穴治胃痛。

⑥滑肉门穴

定位：在上腹部，当脐中上1寸，距前正中线2寸。

主治：胃痛，呕吐，癫狂。

配伍：配足三里穴治胃痛。

⑦天枢穴

定位：在腹中部，平脐中，距脐中2寸。

主治：腹胀肠鸣，绕脐痛，便秘，泄泻，痢疾，月经不调。

配伍：配足三里穴治腹胀肠鸣；配气海穴治绕脐痛；配上巨虚穴、下巨虚穴治便秘、泄泻。

⑧梁丘穴

定位：屈膝，大腿穴前面，当髂前上棘与髌底外侧端的连线上，髌底上2寸。

主治：膝肿痛，下肢不遂，胃痛，乳痈，血尿。

配伍：配足三里、中脘穴治胃痛。

⑨足三里穴

定位：在小腿前外侧，当犊鼻下3寸，距胫骨前缘一横指（中指）。

主治：胃痛，呕吐，噎嗝，腹胀，泄泻，痢疾，便秘，乳痈，肠痈，下肢痹痛，水肿，癫狂，脚气，虚劳羸瘦。

配伍：配中脘穴、梁丘穴治胃痛；配内关穴治呕吐；配气海穴治腹胀；配膻中穴、乳根穴治乳痈；配阳陵泉穴、悬钟穴治下肢痹痛。

⑩冲阳穴

定位：在足背最高处，当拇长伸肌腱和趾长伸肌腱之间，足背动脉搏动处。

主治：口眼㖞斜，面肿，齿痛，癫狂痫，胃病，足萎无力。

配伍：配大椎、丰隆穴治癫狂痫。

⑪内庭穴

定位：在足背当第二、第三跖骨结合部前方凹陷处。

主治：齿痛，咽喉肿病，口歪，鼻衄，胃病吐酸，腹胀，泄泻，痢疾，便秘，热病，足背肿痛。

配伍：配合谷穴治齿痛；配地仓穴、颊车穴治口歪。

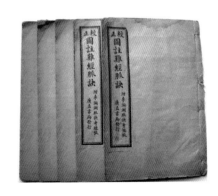

2. 胃与其他脏腑器官的关系

（1）胃与脾

胃与脾在五行中属土，位居中焦，以膜相连，经络互相联络而构成脏腑表里配合关系。脾胃为后天之本，在饮食的受纳、消化、吸收和输布的生理过程中起主要作用。胃与脾之间的关系，具体表现在纳与运、升与降、燥与湿三个方面。

①纳运相得

胃的受纳和腐熟，为脾的运化奠定基础；脾主运化，消化水谷，转输精微，为胃继续受纳食物提供能源。两者密切合作，才能完成消化饮食、输布精微，发挥供养全身之用。

②升降相因

脾胃居中，为气机上下升降的枢纽。脾的运化功能，不仅包括消化水谷，还包括吸收和输布水谷精微。脾的这种生理作用主要是向上输送到心肺，并借助心肺的作用以供养全身，所以说"脾主升"。而胃主受纳腐熟，以通降为顺。胃将受纳的食物初步消化后，向下传送到小肠，并通过大肠使糟粕浊秽排出体外，从而保持肠胃虚实更替的生理状态，所以说"胃主降"。

因此，脾胃健旺，升降相因，是胃主受纳、脾主运化的正常生理状态。升为升清，降为降浊，所以《寓意草》有说："中脘之气旺，则水谷之清气，上升于肺，而灌输百脉；水谷之浊气，下达于大小肠，从便溺而消。"

③燥湿相济

脾为阴脏，以阳气用事，脾阳健则能运化，因此性喜温燥而恶阴湿。胃为阳腑，赖阴液滋润，胃阴足则能受纳腐熟，因此性柔润而恶燥。胃津充足，才能受纳腐熟水谷，为脾运化吸收水谷精微提供条件。脾不为湿困，才能健运不息，从而保证胃的受纳和腐熟功能不断进行。燥湿相济，脾胃功能正常，饮食水谷才能消化吸收。由此可见，胃润与脾燥的特性是相互为用，相互协调的。

脾胃在病变过程中，在纳运失调、升降反常和燥湿不济三个方面相互影响。

（2）胃与小肠

小肠位于腹中，上端与胃相接处为幽门，与胃相通，下端与大肠相接处为阑门，与大肠相连。小肠是人体进一步消化饮食的器官。

小肠主受盛化物，是小肠主受盛和主化物的合称。小肠的受盛化物功能主要表现在两个方面：一是小肠受盛了由胃腑下移而来的初步消化的食物，起到容器的作用，即受盛作用；二指经胃初步消化的食物，在小肠内必须停留一定的时间，由小肠对其进一步消化和吸收，将水谷化为可以被机体利用的营养物质，精微由此而出，糟粕由此下输于大肠，即"化物"作用。

小肠的消化吸收功能，在中医脏象学说中，往往把它归属于脾胃纳运的范畴内。脾胃纳运功能，实际上包括了现代消化生理学的全部内容以及营养生理学的部分内容。《医原》中说："人纳水谷，脾化精微之气以上升，小肠化糟粕传于大肠而下降。"所谓"脾化精微之气以上升"，实际上是小肠消化吸收的功能。所以，小肠消化吸收不良，属脾失健范畴，多从脾胃方面论治。

3. 胃病患者七分养

胃病是一种慢性病，不可能在短期内治好，治病良方就是靠"养"。首先，要从生活习惯的改变开始。食物在消化的过程中会对黏膜造成机械性的损伤，保持有节制的饮食习惯是治疗胃病的关键。另外，精神高度紧张也是胃病发生的重要原因。俗话说，"胃病三分治七分养"，七分养应该在三分治的基础上进行，经全面检查确诊后进行系统治疗，并配合精神方面进行调养，才能达到理想的治疗效果。下面介绍六种对胃病患者恢复健康有良好效果的调养方法。

（1）保暖护养

秋凉之后，昼夜温差变化大，患有慢性胃炎的人要特别注意胃部的保暖，适时增添衣服，夜晚睡觉盖好被褥，以防腹部着凉而引发胃痛或加重旧病。

（2）饮食调养

少吃油炸食物、腌制食物、生冷食物、刺激性食物；规律饮食，定时定量；饮食的温度应以"不烫不凉"为度；细嚼慢咽，减轻胃肠负担；少吃辣椒、胡椒等辛辣食物，不吃过冷、过烫、过硬、过辣、过黏的食物；忌暴饮暴食，应该戒烟、酒、咖啡、浓茶和碳酸性饮料；多吃富含维生素C的蔬菜和水果。

最佳的饮水时间是晨起空腹时及每次进餐前一小时，餐后立即饮水会稀释胃液，用汤泡饭会影响胃肠对食物的消化。

（3）平心静养

专家认为，胃病、十二指肠溃疡等症的发生与发展，与人的情绪、心态密切相关。因此，要讲究心理卫生，保持精神愉快和情绪稳定，避免紧张、焦虑、恼怒等不良情绪的刺激。同时，注意劳逸结合，防止过度疲劳而殃及胃的康复。

（4）运动保养

肠胃病人要结合自己的体征，加强运动锻炼，可做一些健胃按摩操或者健胃养生功，从而提高机体抗病能力，减少疾病的复发，促进身心健康。

（5）餐后护养

有胃病的人餐后不宜马上工作，最好等胃部的食物消化得差不多了再开始工作。饭后也不宜立即运动或练功，最好先休息一下，或者慢步行走，这样对消化也有帮助。

（6）少吃药

如果肠胃不适或患有胃病，用药之前首先要明确胃病的具体性质，即属于哪种胃病，再选用合适的药，不宜乱用药。非急性情况下不提倡吃药，因为胃病是慢性病，短期内不可能治愈，而长期吃药的副作用比较大。应减少胃酸的含量，并加强对直接与胃酸接触的黏膜层的保护。中医良方对于养胃特别有效，因此可以选择中医调养胃。

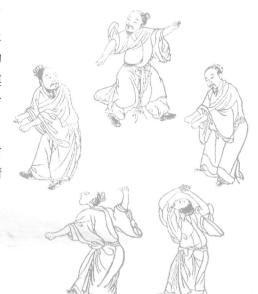

另外，应注意服药时间，最好饭后服药，以防药物刺激胃黏膜而导致病情恶化。

三、肝好，身体壮

1. 将军之官——肝

（1）肝的概念及中医学地位

肝脏，位于人体上腹部，横膈之下，右胁下而稍偏左。《医宗必读》中记载："肝居膈下上着脊之九椎下。"肝为人体五脏之一，是人体内最大的器质性器官，为分叶脏器，表面分为左右两叶，颜色为紫赤色。

在中医学里有"肝左肺右"之说。因为肝在五行中属木，为阴中之阳，与四时之春相应，位居东方，为阳生之始，主生、主升；肺属金，为阳中之阴，与四时之秋相应，位居西方，为阴藏之初，主杀、主降。左为阳升，右为阴降。因此，肝体居右，而其气自左而升；肺居膈上而其气自右而降。肝为阳，主升发，肺为阴，主肃降，所以，从肝和肺的生理功能特点来说为"肝左肺右"。

中医学上，肝与胆、目、筋、爪等构成了肝系统。

（2）肝在中医学中的生理功能

中医认为，肝主藏血生血，主疏泄，有贮藏和调节血液的功能。肝主神志，开窍于目，在体合筋，其华在爪，喜条达而恶抑郁，体阴用阳。《素问·五脏生成》中说："肝之合筋也，其荣爪也。" 肝与胆本身直接相连，又互为表里。肝被认为是将军之官，主谋虑。

肝的经脉循行于胁肋、小腹和外生殖器等部位，故这些部位的病症多从肝论治。

①肝主藏血生血

肝主藏血，是指肝脏具有贮藏血液、防止出血和调节血量的功能，因此，有"肝主血海"之说。血液来源于水谷精微，生化于脾而藏受于肝。肝内贮存一定的血液，既可以濡养自身，以制约肝的阳气而维持肝的阴阳平衡、气血调和，又可以防止出血。如果肝不藏血，不仅会出现肝血不足、阳气升腾太过的症状，还会导致出血。

在正常生理情况下，人体各部分的血液量是相对恒定的，但是，人体常随着不同的生理情况改变其血量。当人体在休息或情绪稳定时，由于全身各部分的活动量减少，机体外周的血液需要量也相应减少，部分血液便归藏于肝；当人体在活动或情绪激动时，机体的需血量增加，肝就向机体外周输出其所储藏的血液，以供机体活动的需要。所谓"人动则血运于诸经，人静则血归于肝脏"。

肝的藏血功能发生障碍时，可出现两种情况：一是血液亏虚。肝血不足，则分布到全身各处的血液不能满足生理活动的需要，会出现血虚失养的病理变化。如果肝血不足，不能濡养到眼睛，那么两眼就会干涩昏花或者变为夜盲；如果失去对筋脉的濡养，那么筋脉会拘急，导致肢体麻木、屈伸不利、妇女月经量少甚至闭经等。二是血液妄行。肝不藏血可发生出血的病理变化，如吐血、衄血（凡非外伤所致的某些部位的外部出血证）、月经过多、崩漏。

肝主生血，是指肝参与血液生成的作用。肝不仅有藏血的功能，而且有生血的功能。《素问·六节脏象论》中记述："肝……其充在筋，以生血气。"《张氏医通·诸血门》记载："气不耗，归精于肾而为精。精不泄，则归精于肝而化清血。"可见，肝参与血液的生成。

②肝主疏泄

肝主疏泄，泛指肝气具有疏通、条达、升发、畅泄等综合生理功能。古人以木气的冲和条达之象来类比肝的疏泄功能，因此在五行中将其归属于木。肝主疏泄的功能主要表现在调节精神情志，促进消化吸收以及维持气血、津液的运行三方面。

调节精神情志。中医认为，人的精神活动除由心所主外，还与肝的疏泄功能有关。肝的这一功能正常，人体就能较好地协调自身的精神、情志活动。

促进消化吸收。肝的疏泄功能有助于脾胃的升降和胆汁的分泌，以保持正

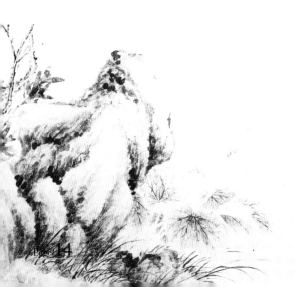

常的消化、吸收功能。如果肝失疏泄，可影响脾胃的升降和胆汁的排出，从而出现消化功能异常的症状，如食欲不振、消化不良、嗳气泛酸、腹胀、腹泻等，中医称为"肝胃不和"或"肝脾不调"。

维持气血、津液的运行。肝的疏泄功能直接影响气机的调畅，如果肝失疏泄，气机阻滞，可出现胸胁、乳房或小腹胀痛。气是血液运行的动力，气行则血行，气滞则血淤。若肝失疏泄，气滞血淤，则可见胸胁刺痛，甚至癥积、肿块，女子还可出现经行不畅、痛经和闭经等。

此外，肝的疏泄功能还包括疏利三焦、通调水道，故肝失疏泄，有时还可出现腹水、水肿等。

③肝主藏血生血与肝主疏泄的关系

肝主疏泄又主藏血。藏血是疏泄的物质基础，疏泄是藏血的功能表现，肝的功能正常且有血的濡养，肝才能发挥其疏泄的作用，所以肝的疏泄功能与藏血功能之间是相辅相成的。

肝主疏泄，气机调畅，则血能正常地归藏和调节。要保证气机的调畅而使血行不致淤滞，不仅需要心肺之气的推动和脾气的统摄，还需要肝气的调节。在病理上，肝失疏泄可以影响血液的归藏和运行。若肝郁气滞，气机不畅，则血也随之淤滞，即气滞而血淤。若疏泄太过，肝气上逆，血随气逆，又可导致出血。

肝主藏血，血能养肝，使肝阳勿亢，保证肝主疏泄的功能正常。在病理情况下，肝藏血不足或肝不藏血而出血，会导致肝血不足。肝血不足，血不养肝，疏泄失职，则夜寐多梦、女子月经不调等症相继出现。

肝以血为体，以气为用。肝生血，血足则肝体自充，刚劲之质得为柔和之体，通其条达畅茂之性，则无升动之害。疏泄与生血，肝气与肝血，相互为用，动静有常。肝血不足则肝气有余，疏泄太过，而为肝气、肝火、肝风之灾。

④肝主神志

肝主神志，即肝有调节精神情志的功能。情志，即情感、情绪，是指人类精神活动中以反映情感变化为主的一类心理过程。中医学的情志属狭义的范畴，喜、怒、忧、思、悲、恐、惊，统称为"七情"。

人的精神情志活动，除由心神所主宰外，还与肝的疏泄功能密切相关。肝通过其疏泄功能对气机的调畅作用来调节人的精神情志活动，因此，有"肝主谋虑"之说。肝主谋虑就是肝辅佐心神参与调节思维、情绪等精神活动的作用。

在正常生理情况下，肝的疏泄功能正常，肝气升发，既不亢奋，也不抑郁，舒畅条达，则人就能较好地协调自身的精神情志活动，表现为精神愉快、心情舒畅，理智清朗，思维灵敏，气和志达，血气和平。如果肝失疏泄，则人的精神情志活动就会异常。疏泄不及，则会表现为抑郁寡欢、多愁善感、沉闷欲哭、胸胁胀闷等。疏泄太过，则表现为兴奋状态，如烦躁易怒、头胀头痛、面红目赤、失眠多梦等。

⑤肝开窍于目，在体合筋，其华在爪

肝开窍于目。目即眼睛，是指眼睛的功能主要依赖肝的阴血的濡养，而且肝的经脉又上联到目系。因此，肝功能的正常与否常常在目上反映出来。当肝血不足时，会出现视物模糊、夜盲的症状；当肝阴亏损时，则会出现两眼干涩、视力减退的症状；当肝火上炎时，则会出现目赤肿痛的症状。

在体合筋。是因为肝主筋，筋的活动有赖于肝血的滋养。肝血不足，筋失濡养会导致一系列病症。如果热邪炽盛，灼伤肝的阴血，会出现四肢抽搐、牙关紧闭、角弓反张等症状，中医称为"肝风内动"。

其华在爪。"爪"包括指甲和趾甲，中医学上有"爪为筋之余"的说法。肝血充足，则指甲红润、坚韧；肝血不足，则指甲枯槁、软薄或凹陷变形。

（3）肝的生理特性

①肝喜条达

肝为风木之脏，肝气升发，喜条达而恶抑郁。条达，即舒展、条畅、通达；抑郁，即遏止阻滞。

肝为风木之脏是指肝气宜保持柔和舒畅、升发条达的特性，才能维持其正常的生理功能，犹如春天的树木生长那样充满生机。

肝主升发是指肝具升发生长、生机不息之性，有启迪诸脏生长发育之功。

肝属木，其气通于春，故称肝主升发，又称肝主升生之气。

肝喜条达是指肝性喜舒展、条畅、畅达，就是说肝的气机性喜舒畅、调畅。在正常生理情况下，肝气升发、柔和、舒畅，既非抑郁，又不亢奋，以中和条达为顺。若肝气升发不及，郁结不舒，就会出现胸胁满闷、胁肋胀痛、抑郁不乐等症状。如肝气升发太过，则会出现急躁易怒、头晕目眩、头痛头胀等症状。肝气升发条达而无抑遏瘀滞，则肝的疏泄功能正常。肝主疏泄的生理功能是肝喜升发条达之性所决定的。

②肝为刚脏

肝为风木之脏，易逆易亢，其性刚强，故称肝为"刚脏"。刚，刚强暴急的意思。肝脏具有刚强之性，被喻为"将军之官"。

肝为刚脏是由肝体阴用阳之性所致。肝体阴柔，其用阳刚，阴阳调和，刚柔相济，则肝的功能正常。在生理情况下，肝之体阴赖肾之阴精以涵，方能充盈，因此肝自身体阴常不足而其用阳常易亢。刚柔不济，柔弱而刚强，所以肝气易亢易逆。肝气、肝阳常有余的病理特性，反映了肝脏本身具有刚强燥急的特性。

③肝体阴而用阳

"体"指肝的本体，"用"是指肝脏的功能活动。肝为刚脏，以血为体，以气为用，体阴而用阳。肝为藏血之脏，血属阴，因此肝体为阴；肝主疏泄，性喜条达，内寄相火，主升主动，所以肝用为阳。

肝病常表现为肝阳上亢和肝风内动，表现为眩晕、肢麻、抽搐、震颤、角弓反张等症状。气为阳，血为阴，阳主动，阴主静，因而称肝脏"体阴而用阳"。

肝体阴用阳，实际上概括了肝的形体结构与生理功能的关系，也揭示了肝脏

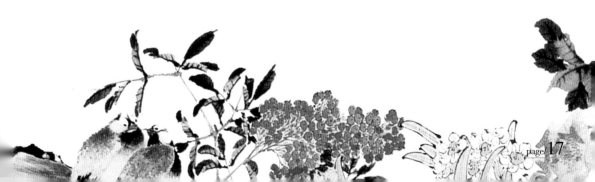

在生理及病理变化上的主要特征。肝脏具有体阴而用阳的特点，所以肝病的治疗往往用滋养阴血以益肝或采用凉肝、泻肝等法以抑制肝气肝阳之升动过度。

④肝气与春气相应

肝与东方、风、木、春季、青色、酸味等有着一定的内在联系。

春季为一年之始，阳气始生，万物生长，气候温暖多风。天人相应，同气相求，在人体则与肝相应。所以肝气在春季最旺盛，反应最强，春季多见肝的病变。春三月为肝木当令之时，肝主疏泄，与人的精神情志活动有关，所以精神、神经病变多发于春天。肝又与酸相对应，所以补肝多用白芍、五味子等酸味物品。

（4）为何称肝为"五脏之贼"

肝为五脏之贼，指的是肝脏为病，不但表现为本脏的病变，而且影响其他脏腑，使其他脏腑也出现病变。有时肝病症状不明显时，其他脏腑已经出现症状。《杂病源流犀烛》中记载："若忤其性则恣横欺凌，延及他脏，而乘脾、犯胃、冲心、侮肺、及肾，故曰肝为五脏之贼。"

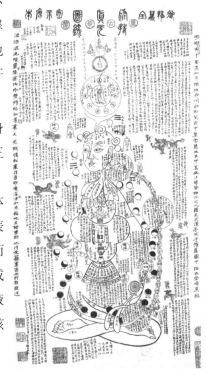

肝为五脏之贼，主要是因为肝主疏泄，对全身气机的调节起着关键的作用。肝主疏泄的功能正常，则气机条畅，气血津液流通顺畅，经脉通畅，脏腑器官的功能活动就能保持协调，从而维持机体正常的功能。如肝失疏泄，导致气机郁滞，不但表现为肝脏本身的病变——肝气郁结和肝气上逆，而且影响气的运动，导致血液运行失常，出现血淤或者出血，影响肺脾肾和三焦的气化功能，导致津液的代谢障碍，凝聚成痰或者发为水肿，而出现梅核气、瘿瘤、鼓胀、癥瘕等。

（5）与肝关联的经络及相关病症

①足厥阴肝经

足厥阴肝经，为人体十二经脉之一，简称肝经，属肝络胆，与足少阳胆经相表里。

循行路线：起于足大趾甲后丛毛处，沿足背向上至内踝前一寸处（中封穴），向上沿胫骨内缘，在内踝上8寸处交于足太阴脾经之后，上行过膝内侧，沿大腿内侧中线进入阴毛中，绕阴器，至小腹，夹胃两旁，属肝，络胆，向上穿过膈肌，分布于胁肋部，沿喉咙的后边向上进入鼻咽部，上行连接目系出于额，上行与督脉会于头顶部。

目系支脉：从目系分出，下行于颊里，环绕在口唇的里边。

肝部支脉：从肝分出，穿过膈肌，向上注入肺，交于手太阴肺经。

主治病症：肝胆病症、泌尿生殖系统、神经系统、眼科疾病和本经脉所过部位的疾病。如肝病、胸胁痛、小腹痛、胸满、疝气、遗尿、小便不利、遗精、月经不调、头痛目眩、下肢痹痛等症。

②足少阳胆经

循行路线：起始于目外瞳子，上行至额角部颔厌穴，弯行至耳后风池穴，沿着项部下行至肩，和手少阳三焦经相交。向下前行至缺盆部，由此进入胸腔，下行通过横膈肌，进入腹腔，联络肝脏，归属于胆，继而沿着肋部从里面下行至腹股沟股动脉处，绕过外生殖器部，向后横行进入髋关节环跳穴中，再沿大腿、膝部和小腿外侧下行至腓骨下段，经外踝前、足

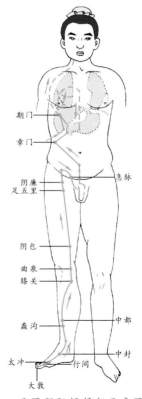

足厥阴肝经循行示意图

痛外侧行向第四趾间隙，止于第四趾末节外侧足窍阴穴。属胆络肝。

耳后支脉：从耳后进入耳中，由耳前出，至目外眦，再下行经大迎穴，沿颈部下行至缺盆，与前脉相会。

缺盆支脉：下行腋下，沿着胸侧壁下行，经过季胁，再与前脉会与髋关节部。

足背支脉：从足临泣处分出，沿着第一、第二跖骨之间，出于大趾端，穿过趾甲，分布于趾背丛毛处，与肝经相通。

主治病症：神经、消化系统病症，头侧部、眼、耳、鼻病症，后背胸胁部和下肢外侧的病症。如偏头痛、半身不遂、肝炎、胆囊炎、胆结石等。

③手少阴心经

循行路线：手少阴心经承接脾经，始于心室，属于心系（出入心脏的大血管等组织），弯向下行，通过膈肌进入腹腔，与小肠相联络。属心络小肠，并和肺、肾有联系。

头部支脉：沿食管和咽上行至颅内，联系目系（出入于眼球后部的神经、血管等组织）。

心系支脉：从心系直到肺脏，然后斜向下行至腋窝（极泉），沿上臂内侧后缘、肱二头肌内侧沟，至腋窝内侧，沿前臂内侧后缘、尺侧腕屈肌腱之侧，到掌后豌豆骨部，沿小指桡侧至末端（少冲），与手太阳小肠经相接。

主治病症：心动过速、心动过缓、心绞痛等心血管疾病，神经衰弱、癔症、精神分裂症、癫痫等神经精神疾病，肋痛、肘臂痛等所过部位的疾病。

（6）与肝关系密切的人体穴位

①大敦穴

在足拇趾末节外侧，距趾甲角0.1寸（指寸）。

作用：疏调肝肾，息风宁神。

主治：疝气；遗尿；崩漏，阴挺，经闭；癫痫。

②行间穴

在足背，当第二、第三趾间，趾蹼缘的后方赤白肉际处。

作用：调理肝肾，清热息风。

主治：目赤肿痛，青盲；失眠，癫痫；月经不调，痛经，崩漏，带下；小便不利，尿痛。

③太冲穴

在足背，当第一、第二跖骨结合部前方凹陷处。

作用：疏肝利胆，息风宁神，通经活络。

主治：头痛，眩晕，目赤肿痛，口眼㖞斜；郁证，胁痛，腹胀，呃逆；下肢萎痹，行路困难；月经不调，崩漏，疝气，遗尿；癫痫，小儿惊风。

④中封穴

在足背侧，商丘穴与解溪穴连线之间，胫骨前肌腱的内侧凹陷处。

作用：疏肝利胆，通经活络。

主治：疝气，腹痛；遗精；小便不利。

⑤蠡沟穴

在小腿内侧，当足内踝尖上5寸，胫骨内侧面中央。

作用：疏泄肝胆，调经利湿。

主治：外阴瘙痒，阳强；月经不调，带下；小便不利，疝气，足肿疼痛。

⑥中都穴

在小腿内侧，当内踝尖上7寸，胫骨内侧面的中央。

作用：疏肝理气，消肿止痛，调经通络。

主治：两胁痛，腹胀，腹痛，泄泻；恶露不尽；疝气。

⑦膝关穴

在足小腿内侧，当胫骨内髁的后下方，阴陵泉后1寸，腓肠肌内侧头的上部。

作用：散寒除湿，通关利节。

主治：膝部肿痛，下肢萎痹，咽喉肿痛。

⑧曲泉穴

在膝内侧，屈膝，当膝内侧横纹头上方凹陷中，股骨向上髁的后缘，半腱肌、半膜肌止端的前凹陷处。

作用：散寒除湿，舒经活络。

主治：小腹痛，小便不利；遗精，阴挺，阴痒，外阴疼痛；月经不调，赤白带下，痛经；膝股内侧痛。

⑨**阴包穴**

在大腿内侧，当股骨上踝上4寸，股内肌与缝匠肌之间。

作用：疏肝调经，清热利湿。

主治：腰骶引小腹痛，小便不利，遗尿；月经不调。

⑩**足五里穴**

在大腿内侧，当气冲直下3寸，大腿根部，耻骨结节的下方，长收肌的外缘。

作用：疏肝理气，清利下焦。

主治：小腹胀痛，小便不利；阴挺，睾丸肿痛；瘰疬。

⑪**阴廉穴**

在大腿内侧，当气冲穴直下2寸，大腿根部，耻骨结节的下方，长收肌的外缘。

作用：疏肝调经，通经止痛。

主治：月经不调，带下；小腹胀痛。

⑫**急脉穴**

在耻骨结节的外侧，当气冲穴外下方，腹股沟股动脉搏动处，前正中线旁开2.5寸。

作用：疏肝理气，通络止痛。

主治：疝气，腹痛；外阴肿痛，阴茎痛，阴挺，阴痒。

⑬**章门穴**

在侧腹部，当第十一肋游离端的下方。

作用：疏肝健脾，化积消滞。

主治：腹胀，泄泻；胁痛，痞块。

⑭**期门穴**

在胸部，当乳头直下，第六肋间隙，前正中线旁开4寸。

作用：疏肝理气，健脾和胃。

主治：郁证；胸肋胀痛；腹胀，呃逆，吞酸。

2．肝与其他脏腑器官的紧密联系

（1）肝藏血，心行之

"肝藏血，心行之，人动则血运于诸经，人静则血归于肝脏。"因此，血液循环的输行归藏，与心和肝的生理功能有很大的联系。

肝有储藏血液和调节血量的生理功能。在正常生理情况下，人体各部分的血量是相对恒定的，但是随着机体活动量的增减，血量也随之改变。心主血脉，为血液循环的基本动力。全身的血液依赖心气的推动在脉中正常运行并输送各处。心气充沛，才能维持正常的心力、心率、心律，血液才能在脉内正常运行，周流不息，营养全身。

（2）肝胆相照

肝位于右胁，胆附于肝叶之间。肝与胆在五行均属木，经脉又互相络属，构成脏腑表里。肝与胆在生理上的关系，主要表现在消化功能和精神情志活动两个方面。也就是说，肝与胆在病变过程中主要表现在胆汁疏泄不利和精神情志异常两个方面。

消化功能方面：肝主疏泄，分泌胆汁；胆附于肝，贮藏、排泄胆汁。肝胆共同合作使胆汁疏泄到肠道，以帮助脾胃消化食物。所以，肝的疏泄功能正常，胆才能贮藏、排泄胆汁。胆的疏泄正常，胆汁排泄无阻，肝才能发挥正常的疏泄作用。

精神情志方面：肝主疏泄，调节精神情志；胆主决断，与人的胆量有关。肝胆两者相互配合，相互为用，人的精神意识、思维活动才能正常进行。因此，《类经·脏象类》中记述："胆附于肝，相为表里，肝气虽强，非胆不断，肝胆相济，勇敢乃成。"

（3）肝与肺，调呼吸

肝与肺的联系，主要体现在呼吸方面。肺主呼吸，吸之则满，呼之则出，一呼一吸，司清浊之运化。

肝主疏泄，调畅气机。肝为刚脏而主疏泄，肺为娇脏而主肃降。肝从左升，肺从右降，升降得宜则气机舒展。脾主运化，水谷精气由脾上升，与肺的呼吸之气相和而生成宗气。宗气走息道而行呼吸，贯心脉以行气血。脾脏不仅调节气的运行，而且调节气的质量。心主血，血为气之母，气非血不和，气不得血，则散而无统；血是气的载体，并给气以充分营养。因此，有"吸入肝与肾，呼出心与肺"之说。

（4）肝与胃

肝主疏泄，调节食物的消化和吸收。土得木而达，食气入胃，全赖肝木之气疏泄水谷才能化。肝的疏泄有助于脾胃的运化，还表现在胆汁的分泌与排泄，能帮助脾胃运化。

（5）肝与肾

肾为封藏之本。肾中的先天之精气与生俱来，是禀受于父母的生殖之气，是构成新的生命体的原始物质，为人类生育繁衍不可缺少的物质基础。而肝具有藏血和主疏泄的功能。一方面，肝气调畅，藏血充足，女子的月经来潮和孕育胎儿的生理活动便能正常维持；若肝失疏泄，藏血不足，就会导致月经不调、不孕、不育等症。另一方面，肝的疏泄作用还影响男子的排精功能，如肝火偏旺，可出现遗精，肝气郁结，可出现精液排泄减少等。

3．为何说"疏肝可以养颜"

中医认为，肝主面，肝气疏泄条达则气色红润，神清气爽。如果肝脏长期超负荷工作，太多的身体毒素无法及时排解出去，反映到人的皮肤上就是脸色暗哑、色素沉淀。

中医强调，人要经常疏肝气、清肝毒、降肝火、养肝血。疏肝气可使全身气机疏泄通畅，体内不堵则面上无痘；清肝毒可化解消除体内污染，体内无毒则脸无黯色；降肝火可使体内阴阳平衡，体内不焦则皮肤滋润不燥；养肝血可以滋养全身脏器，肝血充盈则体表光泽有弹性。修复受损肝脏，使全身气机疏泄条达，全身气血顺畅运行，以达到疏肝养颜的目的。

疏肝气：体内不堵，面上无痘。《黄帝内经》用将军比喻肝脏性情刚烈，一旦遇到伤害就会肝气郁结。疏肝气，能使全身气机疏通畅达，活力焕发，面色光洁，不生痘。

清肝毒：体内无毒，脸无黯色。人摄入的食毒、药毒、酒精毒、烟毒等都依赖肝脏分解。化解并清除肝内毒素，让健康的肝脏完成各项解毒工作，彻底切断毒素来源，才能使肌肤光滑细腻。

降肝火：体内不焦，皮肤不燥。一般肝阳上亢，引发肝火过旺，导致肝病发生、口疮、眼热、皮肤干燥、色斑等，所以人们称黄褐斑为肝斑。降肝火，平阴阳，才能使皮肤润而不燥，白嫩无瑕。

养肝血：体内充盈，体表光泽。肝藏血，滋养全身脏器。肝血虚亏则面色无华，皮肤枯槁；肝血充沛，则目光清亮照人，体态丰盈，充满活力。

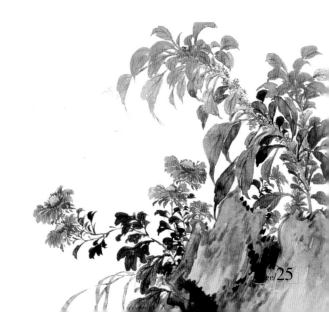

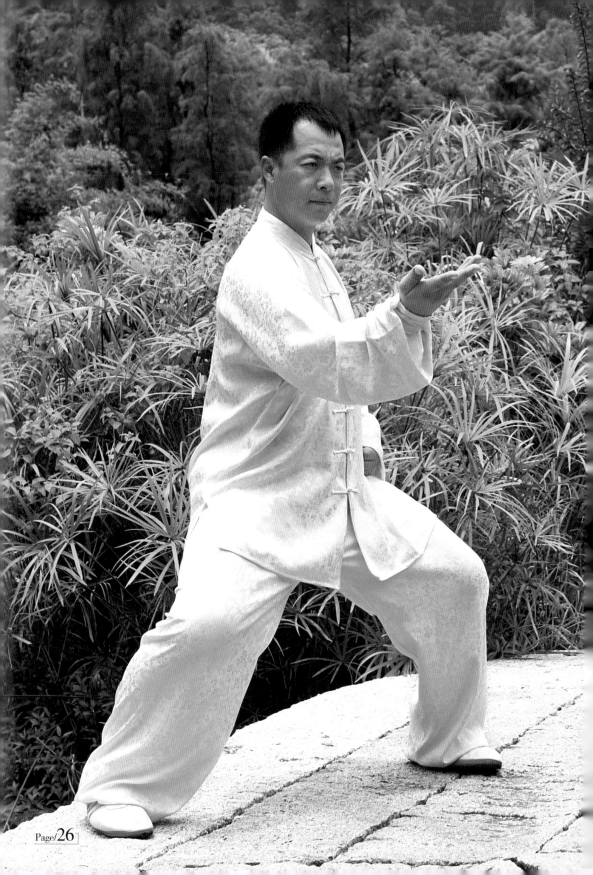

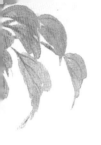

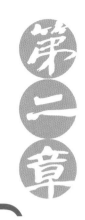

第二章

功法详参

和胃养肝功，是一套主要针对胃、肝功能调养的现代健身功法。它以传统的中医学为基础，从中国古代流传下来的优秀导引养生功法中汲取有价值的部分，形成针对性强、简单实用的功法。本功法通过按摩牵引、肢体曲张、舒缩胸腹，配合吐纳呼吸，可舒筋活络、蠕动脏腑，能够有效地加强脏腑特别是胃和肝的功能。通过不断练习该功法，锻炼者可肝舒胃泰，明显改善消化吸收功能，有效祛除疾病，不但能够强身健体，还能养生益寿。

本章介绍了和胃养肝功的习练要领和注意事项，并对全套功法的招式、动作、动作要点、功效和功法来源进行了详尽描述，语言浅显，图文并茂，简便易懂，初学者能尽快上手。

一、习练要领

本套功法的创编者苦心钻研，从中国博大精深的传统养生导引术中选取针对性强、简单易会的招式，编排了本套功法的动作，以适合大多数人习练。

本功法招式不多，功法动作简单，但是要做到动作到位，甚至娴熟，就必须用心细细体会，下一番苦功演练、琢磨。初学者可以先熟记功法套路，把各个招式、动作分解记住，模仿练习，掌握动作的运行路线和姿势变化，做到全套动作不落一招一式。随后，进一步注意每个动作的细节和习练要点，充分理解动作的内涵，以求形似。最后，在功法动作熟练的前提下，注意结合四时养生、阴阳变化、呼吸吐纳，练习时形神兼备、内外合一，从而达到功法娴熟、挥洒自如。

习练时，不同年龄、不同体格的人需要根据自身体质来进行，动作的速度、步姿的高低、幅度的大小、锻炼的时间、习练的遍数、运动量的大小都应把握好。中老年人、患有各种慢性疾病者，特别是有相关胃脏、肝脏病症的患者练习时，要动作轻柔、练功适量，练功后以肌肉不酸痛、身体不太疲劳、身体精神、心情舒畅、不妨碍正常的工作和生活为好。切忌心急求快，动作过大或盲目加练。

在习练和胃养肝功时，需要注意以下相关事项。

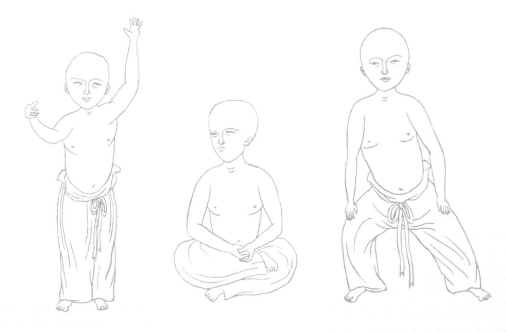

二、注意事项

（1）环境

练功场所可以选择室内或者室外，最好选择室外，特别是绿化较好、宽敞、安静、光线柔和、空气新鲜、人体舒适度较高的地方，这种地方对于功法中的呼吸吐纳大有裨益。当然也要选好练功方位，这点对于注重五行阴阳、四时季节变化、有一定养生基础的人士来说尤其重要。

（2）情志

练功前后，应该保持心情愉悦、情绪稳定。

练静功和动功时，需要注意动静分明，调整好动功、静功动作的转换节奏，切忌急躁。呼吸应保持均匀、和缓的状态。练静功后，气引丹田之后做头面部按摩，可以焕发精神，再由静入动；练动功后，可于气归丹田后深呼吸几次，静气宁神，舒展肢体后再进行其他活动。

（3）装备

一般来说，练功者要准备两三套练功服、练功鞋，以备练功时使用或出汗、淋雨时更换。

练功服以穿着舒适柔软、保暖、吸湿、透气性强的宽松的棉、麻、纱织物为佳，有条件的可选择丝缎织物，有利于呼吸和血液循环畅通。鞋可以选择普通布鞋、运动鞋或专门的练功鞋。对于初学者来说，需要自带功法书以备参考，有条件的可带上碟片、碟机。如果是室外练功，需要准备遮阳伞和雨具。

此外，根据习练者体质的不同，应自带随身药品、水、擦汗毛巾等。

（4）身体

练功前10~20分钟，应停止较剧烈的体力、脑力活动，使全身肌肉放松，心平气和，以利于调整呼吸和心神宁静。

身体要彻底放松，只有肢体舒适自然，才能做到以意引气、以气养神、气贯全身、气血通畅。

在保持功法动作正确的前提下，各部分肌肉应尽量保持放松，做到开合自然。

动作应轻柔舒缓，不可有过于牵强的感觉，要有韵律感。

对身体姿势感到不舒服时，应随时调整。如果身体不适或疲乏，可先行自我按摩，解除不适或疲劳后再练功。

妇女月经期应停练或少练。

练功期间注意节制房事。

练功出汗后可用干毛巾擦干，切忌当风吹或立即洗浴。

（5）饮食

练功前后应适当补充水分。练功前不要吃得过饱，也不要空腹。饮食要清淡，须戒烟和酒。如果练功过程中唾液增多，可缓缓咽下，不必吐掉。

练功前应排解大小便，并除去身体、衣服外部多余的饰物。

（6）其他

习练功法时，需顺应自然，循序渐进。练功初期，练功时间不宜过长，随功力加深，可逐渐延长时间。

按照正确方法习练，练功时要松体宽心，排除杂念。

如果练功过程中突然遇到刺激，不要惊慌，稳定情绪，应先调整呼吸，以意领气归丹田。

练功完毕，将气引归丹田。

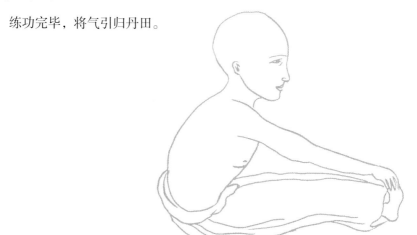

三、功法详解

【起 式】 抱月桩

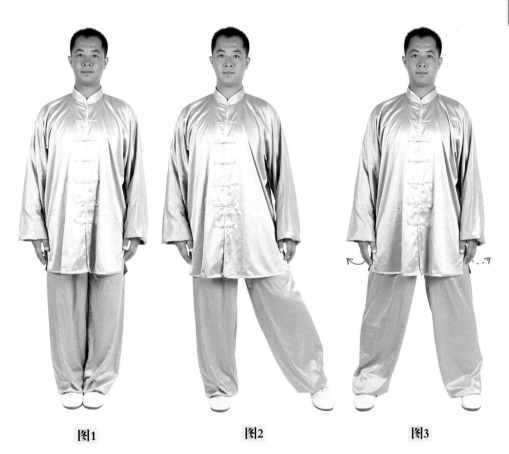

图1　　　　　　　图2　　　　　　　图3

1. 身体自然挺直，两脚并立，两手贴于裤缝（图1）。两膝微屈，重心下坐，落在右腿上，左虚右实，接着出左脚，脚尖先点地，然后慢慢过渡到脚跟，踩实。同时重心左移，位于两腿之间，两腿分立站直，目视正前方（图2、图3）。

要点 手臂打开时保持沉肩坠肘，同时肩膀、肩胛不能夹着，要松开，动作才会自然。

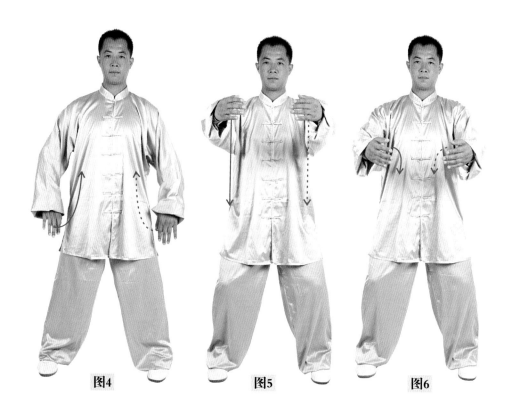

图4　　　　　　　　　图5　　　　　　　　　图6

2. 两臂分别向身体两侧外旋撑开，两肘微屈，掌心向后（图4）。

要点 两臂向身体两侧外撑时，不能提肩，要沉肩、顶头、竖项。

功效原理

通过练习起式，可以起到迅速排出杂念、调和气息、宁心安神的作用，同时使人很快进入练功状态。

3. 两手继续外撑并外旋抬起，逐渐向胸前合拢抱圆，两掌心朝内，形成虚抱之势；同时重心下降，两膝微屈（图5、图6）。

要点 两臂向身体两侧外撑时，不能提肩，要沉肩、顶头、竖项。

功之源 本式来源于太极拳桩功中的抱月功。

【第一式】 开门见山

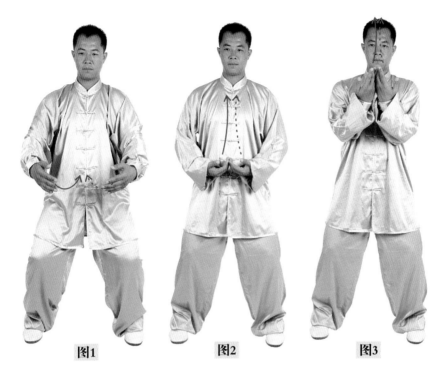

图1　　　　图2　　　　图3

1. 接上式。两脚开立，两手保持虚抱姿势，缓缓下落，落至腰胯之上时，两手指尖相对。目视身体前下方（图1）。随后，两手沿腹胸中心线向上穿，掌背相对，至举过头顶，两手小臂贴紧。目视正前方，同时身体重心慢慢上升（图2～图4）。

①两手下落时，要保持上身的中正安舒。②两手上穿时，手腕、手臂、手肘全部放松，两肩内裹，同时肘、小臂、手指贴紧。

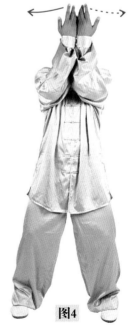

图4

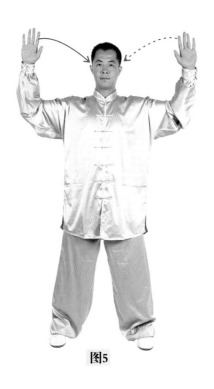

图5

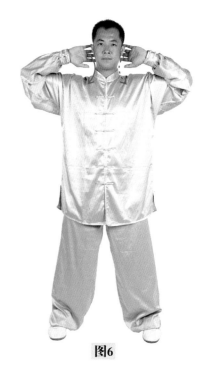

图6

2. 向外翻掌，两手臂逐渐屈肘水平打开，上臂平举，小臂与手掌竖直，指尖朝上，掌心向前。两腿伸直（图5）。

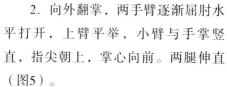 手臂打开时保持沉肩坠肘，同时肩膀、肩胛不能夹着，要松开，动作才会坦然。

3. 手掌带动上臂，向颈部后方下落，然后合于颈部，掌心朝前，掌指贴颈部后侧（图6）。

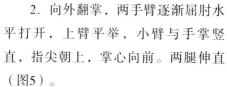 下落的时候两肘保持水平不动，上臂以肘为圆心下落。

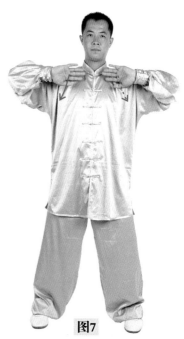

图7

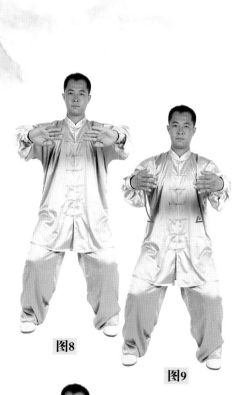

图8

图9

4. 两掌沿颈部两侧向前平推，直至两臂于胸腔前撑成一个圆，此时两腿微屈，身体垂直下蹲，同时呼气（图7、图8）。

要点 注意不要耸肩，要沉肩。

5. 向外翻掌，两臂缓缓下落，两掌合于腹前，两手相对，掌心朝上。目视身体前下方（图9~图11）。

要点 上身保持中正安舒。

功之源 来源于武当太极拳中的过渡动作。

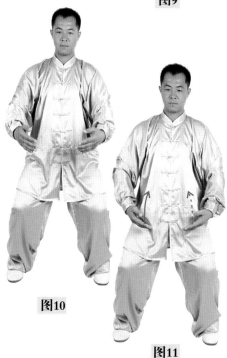

图10

图11

功 效 原 理

通过上肢的伸展动作导引，能疏理上肢的小肠经和心经，进而刺激胃经和肝经，有调理肠胃、调养肝脏的功效。

古人云："神住气自回。"通过两臂的开合导引，有气定神闲、均衡身体左右气机的作用。同时可改善神经、体液调节功能，有助于血液循环，消除疲劳。

【第二式】 川流入海

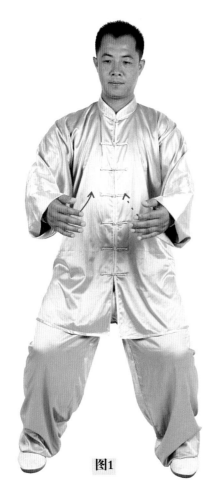

图1

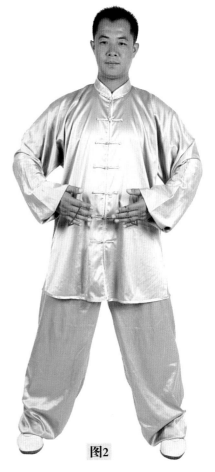

图2

1. 接上式。两掌向内向上稍画弧抬起，掌心对着腹部，在腹前成虚抱。目视身体前下方（图1）。吸气，两臂回收，手掌对着腹部，同时两腿伸直，身体直立（图2）。

要点 本式的吸气，不是吸到胸腔，而是要吸到腹部丹田部位。小腹自然放松，用鼻子吸气，鼻吸口呼。吸气时，腹部自然放松，接下来呼气时，腹部收缩。

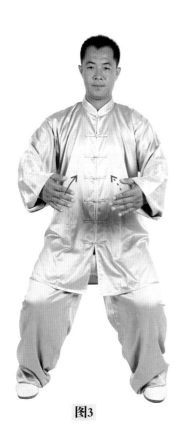

图3

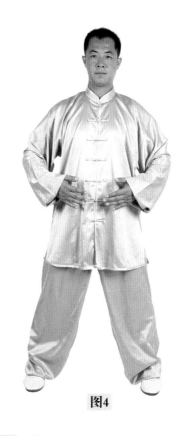

图4

2. 呼气，两膝微屈，上半身垂直下坐，两臂向体前外撑（图3）。接着吸气，起身，两臂回收（图4）。重复练习3次。

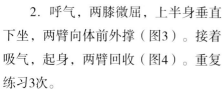

功效原理

中医认为，"呼"字诀与脾脏相应。吐气发音具有泄出脾胃之浊气、调理脾胃功能的作用。

通过两掌与丹田之间的开合使整个腹腔形成较大幅度的舒缩，具有促进肠胃蠕动的功效，能够健脾和胃。对于厌食以及体弱多病者帮助很大。

要点 ①采用腹式呼吸法。呼气时，注意两手掌放松，不要贴在腹部；吸气时，两掌不要贴上腹部，手离自己的腹部5~10厘米。②呼气时，采用六字诀的"呼"字诀。"呼"要采用次音，通过呼气把脏腑里的浊气排出，两掌自然放松，对着腹部两侧位置，腹部要自然放松。③初学者可通过反复练习体会腹式呼吸。

功之源 本式来源于"六字诀"的"呼"字诀。

【第三式】 壶里乾坤

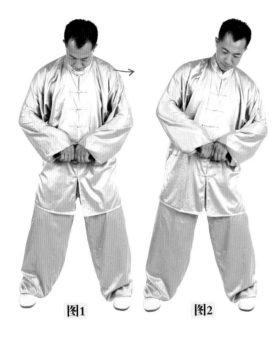

图1　　　图2

1. 接上式。手握空拳，拳心向内，拳眼相对，两肘外撑，腹部收缩，上半身平着向下压落，对腹部形成挤压。低头，目视拳背（图1）。

【要点】 上半身往下压落时，胸腔自然放松，含胸弓背。

2. 重心左移，身体向左侧倾斜。目视身体前下方地面（图2）。

【要点】 身体向左侧倾斜时，上半身是平着移动的。

3. 提气，上身挺直，两臂贴着身体向左上方再向右画圆至身体中线胸口位置，此时重心右移，身体回正。目视正前方（图3、图4）。

【要点】 两拳在腹部画圆，形成对腹腔的按摩。

4. 重心右移，身体向右侧倾斜，两臂向右下方画圆至腹部位置；同时低头，目随身体转动环视（图5～图7）。

【要点】 ①两拳画圆是外导，腰腹摇晃为内导，意念内气在腹部丹田运行。②动作可配合呼吸，身体上提时吸气，侧倾俯身时呼气。

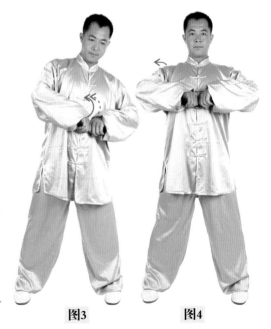

图3　　　图4

5. 重心左移，身体回复到起始动作时的状态，两拳置于腹前丹田处。低头，目视前下方地面。此时，两手握空拳刚好在体前画了一个圆（图8）。

要点 ①本式手部动作随着身体的起伏画圆，形成一个绕腹部的圆周运动。②顺时针、逆时针各做两次，在上半身左右侧倾的过程中，身体不能前后摇摆。身体形成一个立圆，加强对腹部肠胃进行按摩。③两肘在整个过程中保持放开，不能夹着。

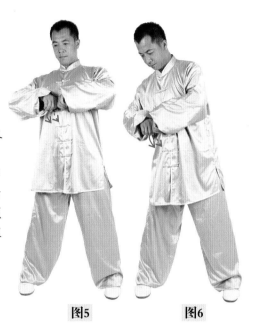

图5　　　　图6

图7　　　　图8

功效原理

通过腰腹部的旋转，两拳画圆，引导内气运行，能够加强脾胃的运化功能。

腰腹部的摇晃，可对消化器官进行体内按摩，可防治消化不良、腹胀、腹泻以及便秘等症。

活动腰部关节和肌肉，可防治腰肌劳损及软组织损伤。

功之源 本式来自"五禽戏"中的"熊运"。

【第四式】 李逵下山

1. 接上式。身体恢复自然挺直，握空拳，两拳向外置于身体两侧，拳背朝前（图1）。身体重心微微降低，右膝微屈，提左髋，牵动左脚离地、前抬，再微屈左膝（图2）。

要点 提髋时，膝盖不要弯曲，腿伸直，用腰侧肌群来牵动大腿上提，按提髋、起腿、屈膝的先后顺序提腿。

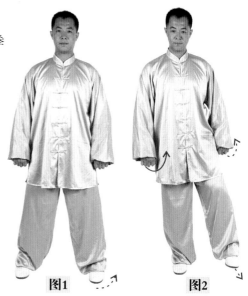

图1　图2

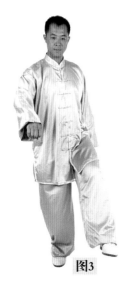
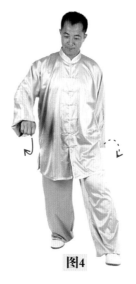
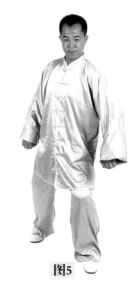

图3　图4　图5

2. 两胁虚空，左手后摆，右手前摆；左脚往前伸出去。头微低，下颌内收，目视前下方地面（图3、图4）。

要点 腿伸出去时，髋部马上放松。

3. 左脚前落地，轻微震脚，踏实；同时，重心压到左边，左手前摆，右手后摆。目随身体转动环视（图5）。

4. 紧接着重心后坐，开始挤压右侧。目随身体转动环视（图6）。紧接着身体左旋，左手往后摆，右手往前摆，两腿微屈。目随身体转动环视（图7～图9）。

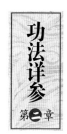

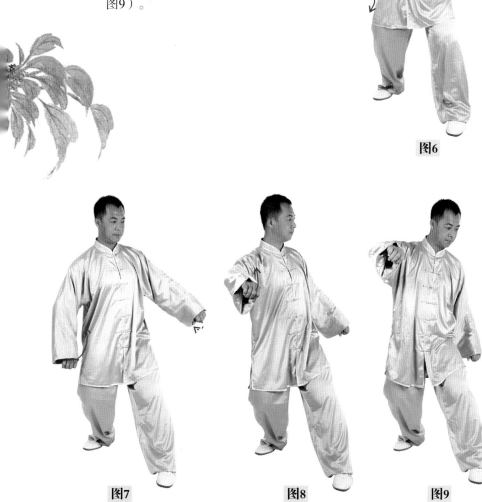

图6

图7 图8 图9

5. 身体往左侧挤压，左手前摆，右手后摆，同手同脚。目随身体转动环视（图10、图11）。

6. 收脚，重心后移，左腿伸直，先抬脚尖，后提脚跟，收回踩实，两腿伸直；两手回放身体两侧，身体回复立正。目视前下方地面（图12～图14）。

要点 ①不能做成身体的自然前后摆动，要形成挤压，然后回过来再进行挤压。②收脚时，腰胯要起到稳定作用，脚尖先抬起，然后擦地收回来。

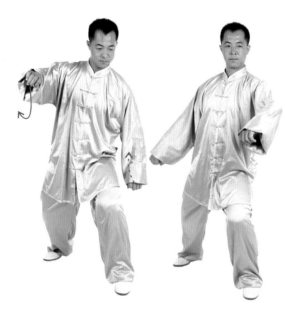

图10   图11

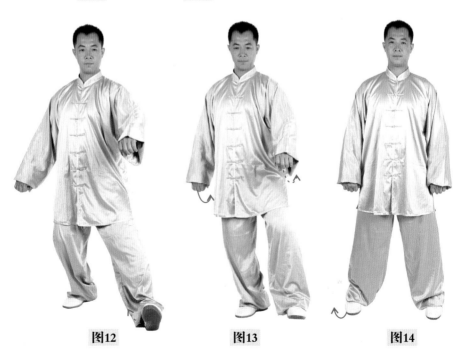

图12   图13   图14

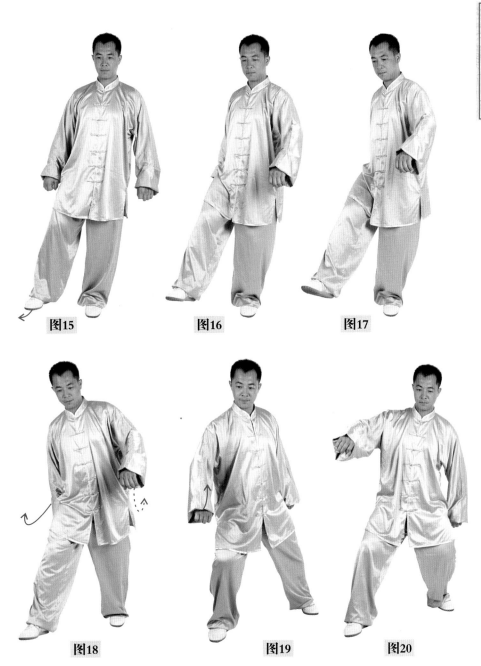

图15　　　　　　　　　图16　　　　　　　　　图17

图18　　　　　　　　　图19　　　　　　　　　图20

7. 提右髋，出右脚，做反方向动作（图15～图29）。

[要点] 两脚前移，横向间距稍宽于肩，随身体重心前移，全脚掌踏实，使震动感传至髋关节处。

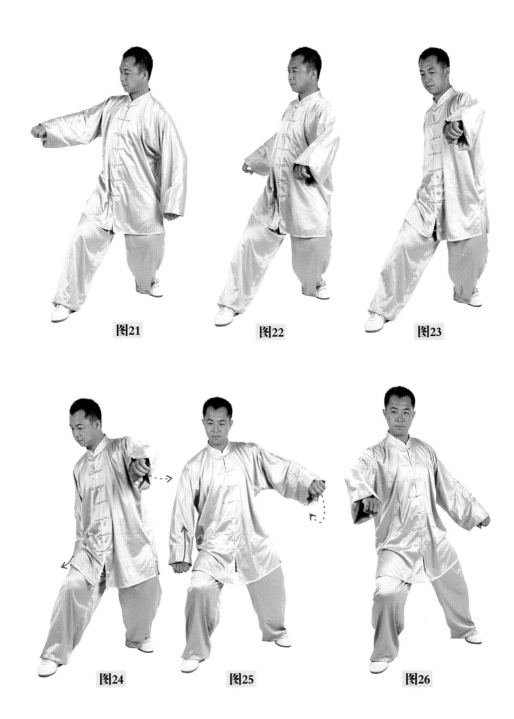

图21　　　　　　　　图22　　　　　　　　图23

图24　　　　　　　　图25　　　　　　　　图26

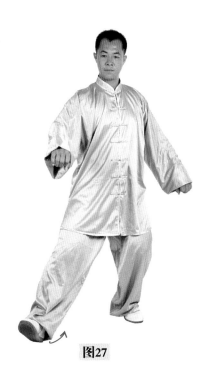

图27

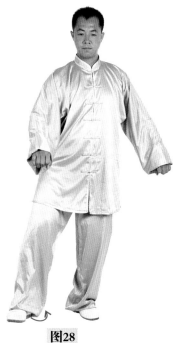

图28

功效原理

本式借助身体左右晃动，意在两肋，可以调理脾胃和肝脏。

通过提髋行走及落地时的震动，可以增强髋关节周围肌肉力量，提高下肢的平衡能力，能有效防治老年人下肢无力、髋关节损伤以及膝盖疼痛等症状。

功之源 本式来自"五禽戏"中的"熊晃"，但删掉了原招式中的收功动作。

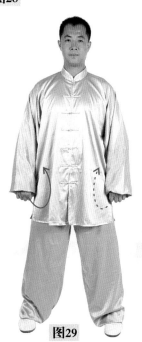

图29

【第五式】童子送书

1. 接上式。两拳变掌，两臂外旋，两掌掌心朝上，沿着大腿前侧上移至腹部端起，放于腰腹间，五指并拢，掌指斜对前方。目视身体正前方（图1）。

要点 两掌放于腰间，掌指斜相对。同时，两肋不要夹住，肘关节与身体两侧大约相距15厘米。

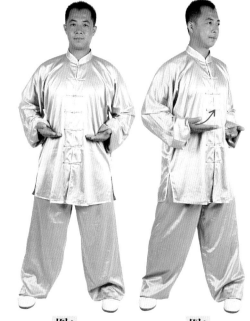

图1　　　　图2

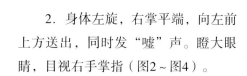

图3

图4

2. 身体左旋，右掌平端，向左前上方送出，同时发"嘘"声。瞪大眼睛，目视右手掌指（图2～图4）。

要点 ①呼气，同时发"嘘"音。注意发音为次音，声音比较绵长，直至手掌完全送出。②身体左转时，脚下自然形成一股拧劲，身体保持正直，中心线保持不变，不要前倾，要像拨浪鼓一样转动。

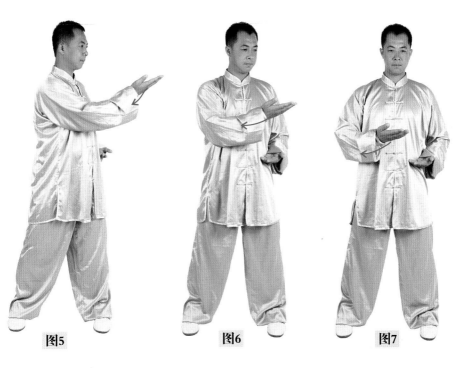

图5　　　　　　　图6　　　　　　　图7

3. 右手先回收，肘部回到腰侧时，再由身体带动，逐渐转回正面，右手收回到腰间。头部随体转，目随右掌环视，最后平视正前方（图5~图8）。

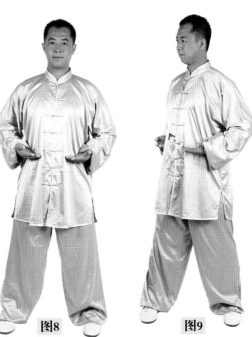

图8　　　　　　　图9

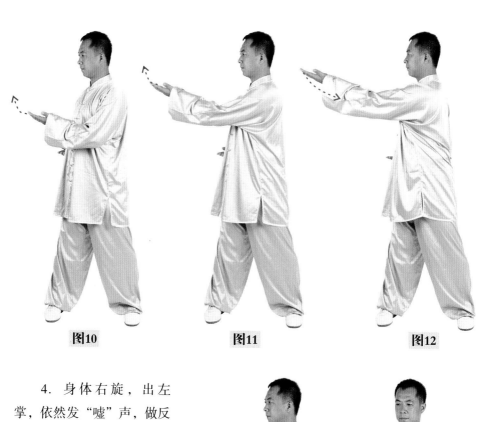

图10　　　　　　　　图11　　　　　　　　图12

4. 身体右旋，出左掌，依然发"嘘"声，做反方向动作（图9～图16）。

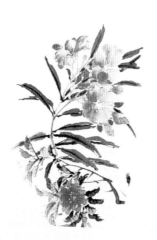

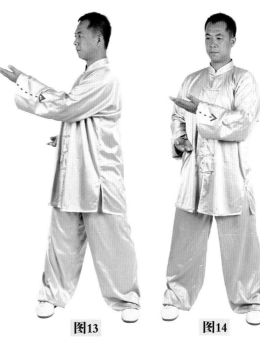

图13　　　　　　图14

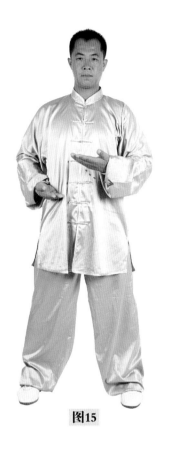
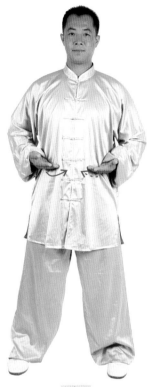

图15   图16

功效原理

中医认为，"嘘"声与肝相应，吐字发声能够泄出肝脏浊气、调理肝脏功能。通过呼吸及瞪眼动作，能起到舒肝明目的作用。

掌心向上从腰间向对侧穿出，一左一右，交替练习，外导内行，能使肝气升发，气血调和。

身体左右旋转，使腰部及腹内的组织器官得到锻炼，能提高中老年人的腰膝力量及消化功能，还能使人体的带脉得到调节、疏通，令全身气机得到顺利升降。

功之源 本式来源于"六字诀"中的"嘘"字诀。

【第六式】 昭君理裙

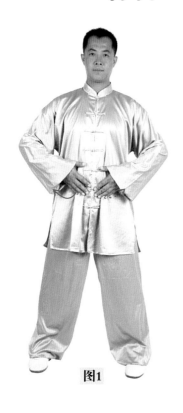

图1

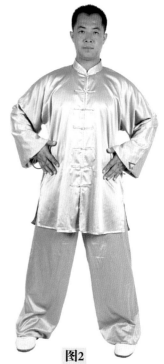

图2

1. 接上式。两臂内旋，两手由腰间平端变换为掌心贴着腹部，虎口相对，形成"心"形（图1）。

要点 手的"心"形正中间，是人体的肚脐。

2. 两手沿着腰部摩运至腰后两侧肾腧穴，掌指相对（图2、图3、图3背面）。

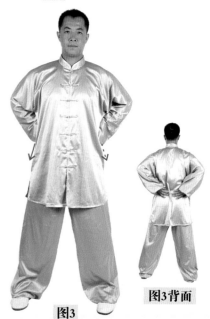

图3

图3背面

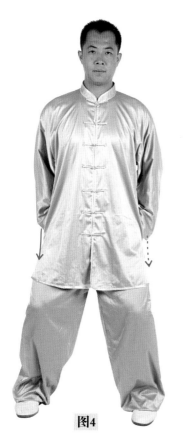

图4

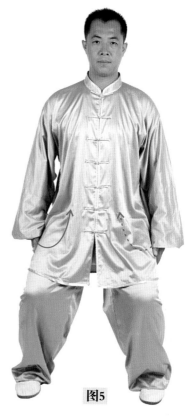

图5

3. 手掌继续摩运，沿着腰部向下至臀部，从臀下绕到大腿前自然伸出，屈肘合抱于腹前，掌心向内。同时两腿微屈，身体下坐，呼气，发"吹"声（图4、图5、图6、图6侧面）。

要点 ①手臂自然地顺着惯性抬起，手掌形状变为弧形，自然半虚握。②发"吹"音，发次音，声音绵长。

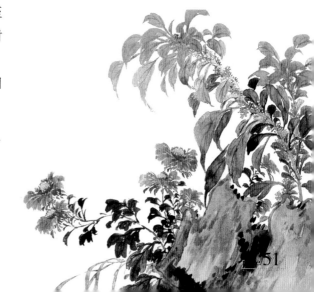

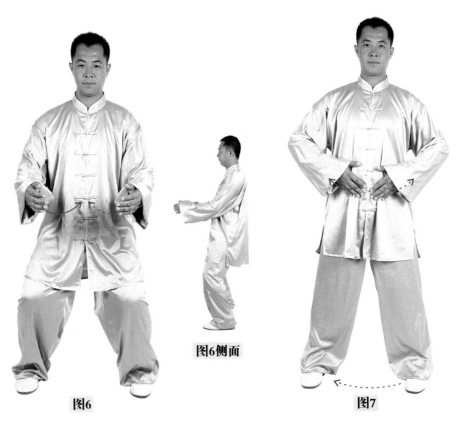

图6侧面

图6

图7

功效原理

4. 两腿伸直，身体恢复挺直，两掌逐渐收回来，继续贴腹部，虎口相对，按在腹部中心线位置。目视身体正前方（图7）。

要点 两掌从腰部下滑、环抱于腹前时呼气，发"吹"声；两掌向后回收时以鼻吸气。

发"吹"声与肾相应。口吐"吹"字能泄出肾脏浊气、调理肾脏功能，进而能影响肝功能，舒肝利胆。

腰部在中医上也称为带脉，腰部的肾腧穴，是人体最柔软的部位。本式通过两掌对腰腹部位的按摩，能够起到充实丹田之气的作用，并且可以强肾壮腰、延缓衰老。

功之源 本式来源于"六字诀"中的"吹"字诀。

【第七式】 灵猿蹬枝

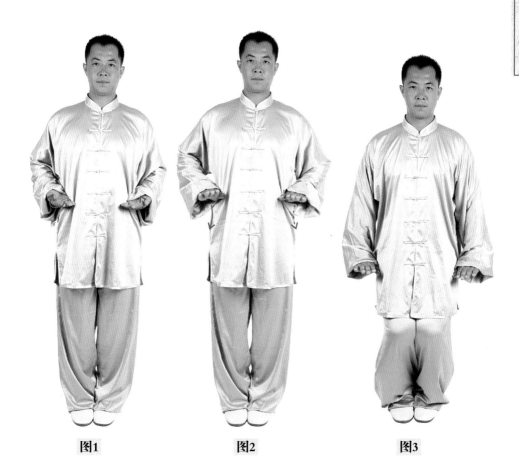

图1　　　　　　　图2　　　　　　　图3

1. 接上式。两掌归于腰部位，平端，掌心朝上，掌指对着正前方，同时左脚回收，并右脚（图1）。

要点 两臂夹拢，肘往腰两侧合，虚腋，肩膀自然放松。

2. 两小臂内旋，以食指领劲，手掌翻转，掌心朝下（图2）。

要点 此时注意沉肩。

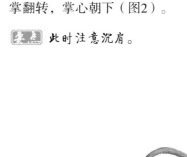

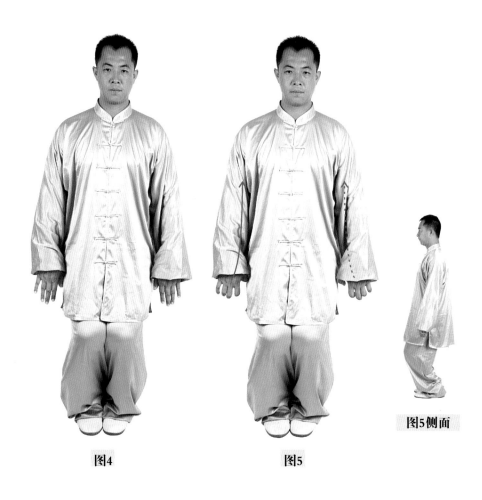

图4　　　　　　　图5

图5侧面

3．两掌缓缓下按至两大腿外侧，两肘微屈；两腿屈膝，身体垂直下坐（图3）。

4．掌指下落，掌形变为爪形，垂放身体两侧（图4、图5、图5侧面）。

要点　两腿并拢，膝盖紧靠，内脚踝部位紧靠，整个下盘非常稳固；身体坐正，腰身不能前倾后仰，呼气。

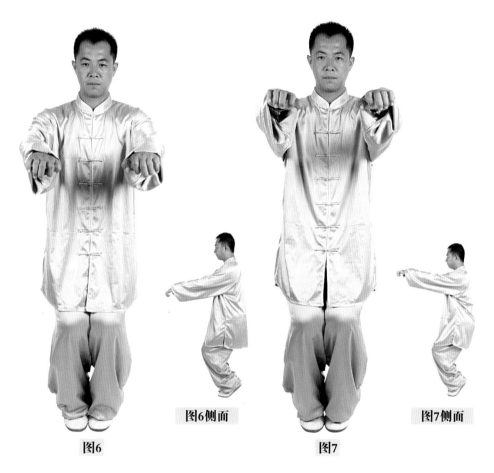

图6侧面

图6

图7侧面

图7

5. 两手保持爪形，缓缓往前向上提起至与肩水平，掌心朝下，同时脚掌前部支撑重心，两脚跟抬起（图6、图6侧面、图7、图7侧面）。

要点 ①脚跟抬起时，膝盖和两脚保持并拢。②两手朝前水平伸直，重心缓缓上升。

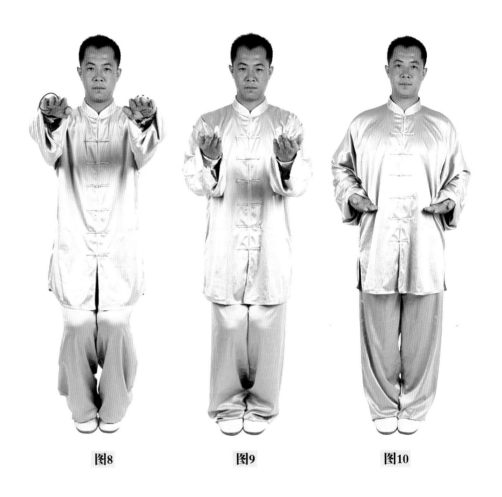

图8   图9   图10

功效原理

通过手指紧扣，两腿下蹲，脚趾抓地，支撑体重，可以刺激手足三阴三阳经，进而影响胃肝功能，能促消化、消肝火。同时能使肌肉、静脉得到静力牵张刺激，长期练习可以使筋骨肌肉结实，气力增加。

6．两手爪形变回掌形，以小指领劲两臂外旋，收回腰间。同时脚跟落地，两脚踏实，两腿伸直，身体恢复直立（图8~图10）。

功之源 根据武当功法改创。

【第八式】 钻木取火

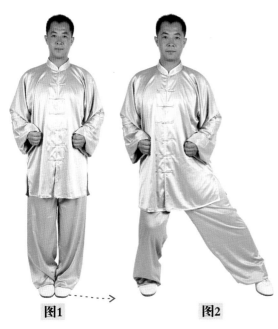

图1　　　　**图2**

1. 接上式。身体自然挺立，松肩拔背，百会上顶；两手握固（图1）。紧接着重心微微下坐，两腿下蹲，膝盖微屈，左脚向左侧探出一步，宽于肩，前脚掌先点地，两手放在腰腹前不动（图2）。

要点 ①握固是大拇指紧贴掌心，其余四指压实拇指，握成实拳。②左脚向左侧探出时，步子不宜跨太大，以免影响腿部的支撑力量；出脚时身体要摆正，平着移动，不能乱晃或向左右倾斜。

2. 身体重心逐渐向左移动，重心移至两腿之间，上身垂直下蹲成马步，两脚尖正对前方，两手握拳贴着腰腹之间（图3）。

要点 ①身体下坐时，上身不能前倾，两脚尖正对前方，不能形成八字脚，两膝稍微外开，即武术上常说的"圆裆开胯"。②马步的高度可根据自己的腿部力量自行调整。

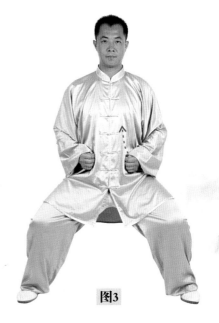

图3

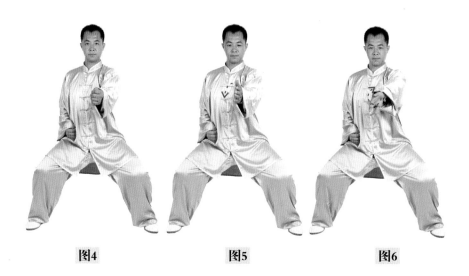

图4　　　　　　图5　　　　　　图6

3. 左拳缓缓用力向前冲出，与胸齐高，拳眼向上。双目圆睁，随视左拳（图4）。

要点 ①手臂不要太使劲，手往前走，身体往后，手臂与身体形成对拉之势。②出拳时要平着往外冲出。

4. 拳头打开，变掌，掌指朝前，掌心朝身体右侧（图5）。

5. 左小臂内旋，手掌翻转，掌心朝身体左侧（图6）。

6. 左手腕转动，小指领劲以腕为圆心画圆，掌心朝上，右手不动（图7、图8）。

要点 旋腕时，身体放松，并轻微摇动配合手腕的旋转。

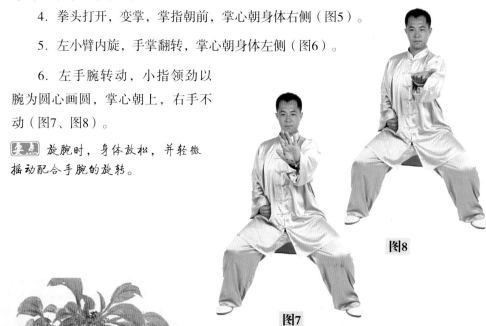

图8

图7

7. 左手先屈大拇指，五指逐节握固，掌变为拳，拳心朝上（图9、图10）。

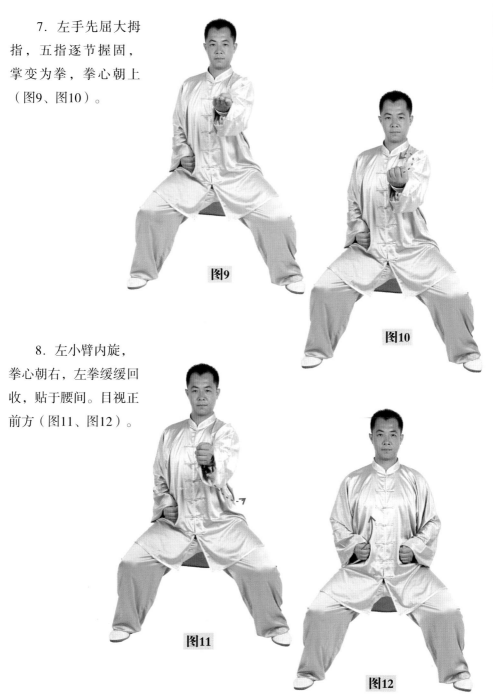

图9

图10

8. 左小臂内旋，拳心朝右，左拳缓缓回收，贴于腰间。目视正前方（图11、图12）。

图11

图12

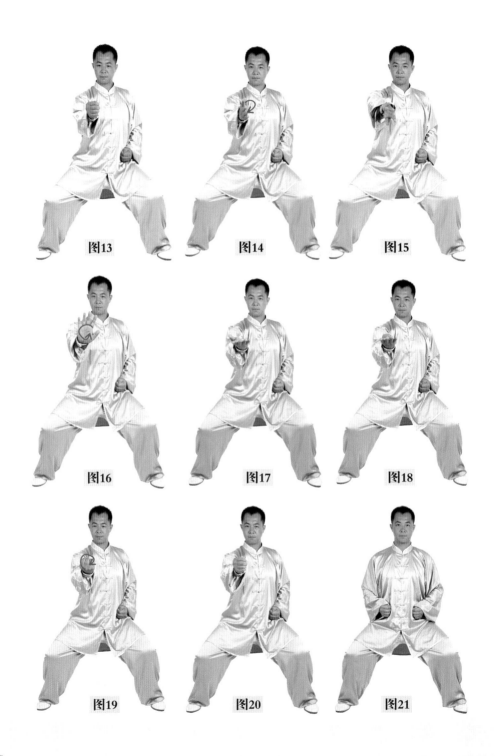

图13　　　　　　　　图14　　　　　　　　图15

图16　　　　　　　　图17　　　　　　　　图18

图19　　　　　　　　图20　　　　　　　　图21

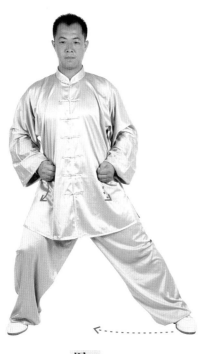

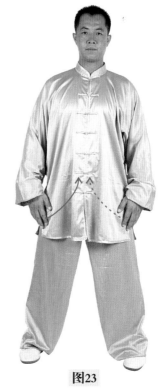

图22 　　　　　　　　图23

功效原理

中医认为："肝主筋，开窍于目。"通过练习时的怒目瞪眼、握固，能够有效地刺激肝经，能使肝血充盈、肝气疏泄，有效治疗贫血。

两腿下蹲、十趾抓地、双手握拳、旋腕、手指逐节握固等动作，可刺激手足三阴三阳十二经脉的腧穴和督脉。同时能使全身肌肉、筋脉受到静力牵引刺激，长期练习可令全身筋肉结实，气力增加。

9. 出右拳，反方向重复3～8的动作（图13～图21）。

10. 身体重心右移；左腿伸直，向右收回半步，身体直立；两臂伸直，分别置于身体两侧，拳变掌，五指自然舒展。目视正前方（图22、图23）。

功之源 来源于"八段锦"中的"攒拳怒目增力气"，但出拳的高度略有调整，由与肩齐高改为与胸齐高。

【第九式】 老君炼丹

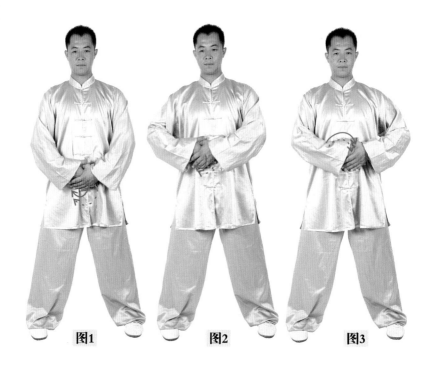

图1　　　　图2　　　　图3

1. 接上式。两手虎口相对，叠合，右手在下，左手在上，掌心向内，置于腹前丹田处（图1）。

要点 虚腋，沉肩坠肘，肘不能夹在两腰之间，要与腹部相平行。

2. 两臂顺时针绕动，两掌压实，摩运腹部8圈。呼吸自然，身心放松（图2～图5）。

要点 ①手按腹部丹田部位，按摩腹部周围的经络穴位（如神阙、气海、关元等）。②绕圈时，要感觉按压着腹部内脏，绕着丹田部位转圈。

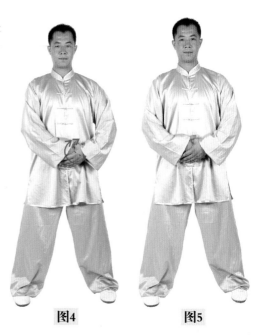

图4　　　　图5

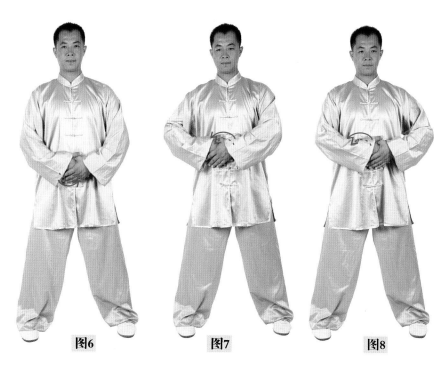

图6　　　　　　　图7　　　　　　　图8

3. 再逆时针摩运8圈（图6~图10）。

功效原理

　　通过按揉腹部，能导引腹部周围的经络穴位，舒经活络，同时能刺激腹腔内的组织器官，运化脾胃。

功之源 本式来源于"六字诀"的收功动作。

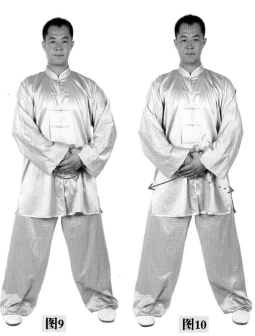

图9　　　　　　图10

【收式】 气沉丹田

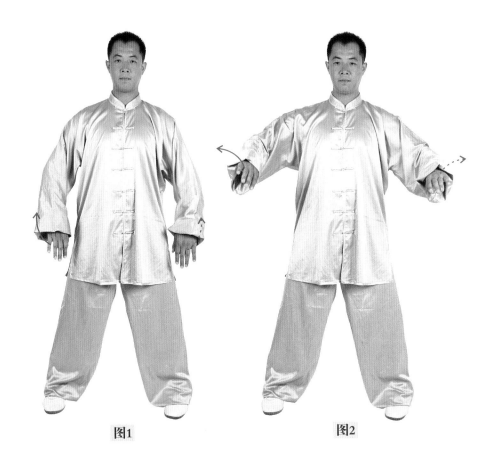

图1   图2

1. 接上式。两臂缓缓下落，两掌由腹前丹田部位擦着身体分至髋部两侧。此时两腋稍微虚张，肘部微微撑开，肘关节微屈，两小臂放松，掌心朝后（图1）。

要点 两掌下落时注意不要提肩，气往下沉，气沉丹田。

2. 两臂上抬，同时微微内旋，翻掌，开始画圆，当手掌画到胸前两侧时，稍停，目视身体前下方（图2）。

要点 肘部动作基本保持不变。有些初学者不注意，容易犯的错误是肘部往上抬，或左右摆动幅度太大。

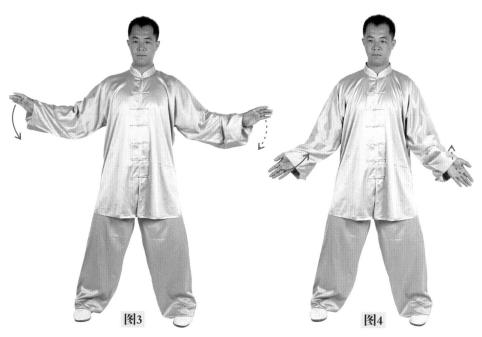

图3   图4

3. 紧接着两臂外旋，分别置于身体两侧，肘部微屈，掌略低于肩，掌心斜向下（图3）。两臂继续外旋，并缓缓下落至两大腿外侧撑开，掌心向前，肘部保持微屈（图4）。

要点 两手臂往外撑开，整个手臂伸展开，再落下。

4. 两臂继续外旋并内收平端于胸部两侧前方或胸前，手掌翻转，指尖朝前，掌心朝上，掌指自然舒张，两肘微屈（图5）。

要点 肩膀自然放松，手臂放松；手指之间自然留点缝隙。

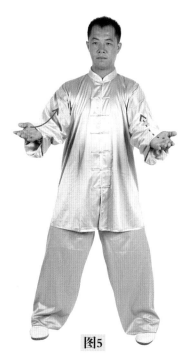

图5

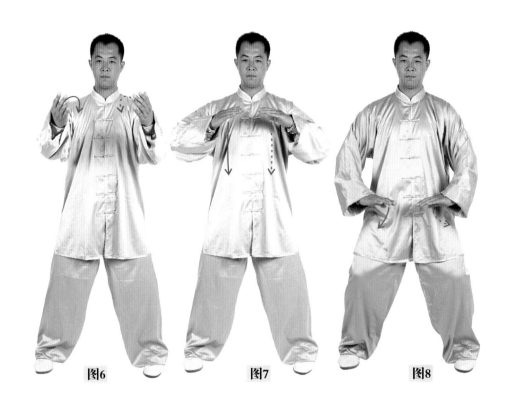

图6　　　　　　　图7　　　　　　　图8

5. 两臂稍内旋，两肘往后带，带动手掌回收，掌心朝着胸部，掌指高与肩平。目分视两掌（图6）。

要点 两手回收时，手臂不能抬太高，肘要微微地往外带点撑劲；手臂完全放松。

6. 两臂继续内旋，翻掌，两掌心朝下，缓缓下按至腹前，同时气沉丹田，屈膝下蹲，呼气。目视前下方地面（图7、图8）。

要点 屈膝下蹲、气沉丹田时，上半身要保持平直。

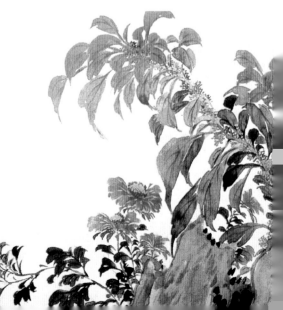

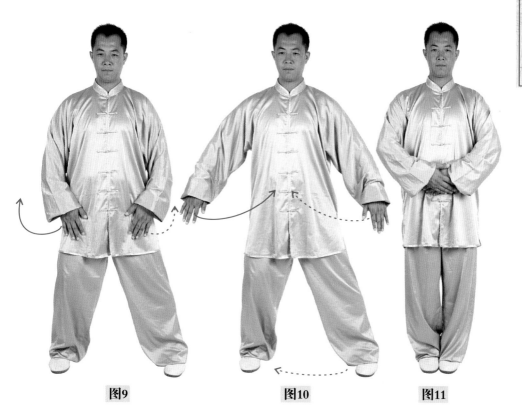

图9　　　　　　　　图10　　　　　　　　图11

7. 两掌收回来，自然下落，放于两胯前，重心移向右脚（图9）。接着两臂向身体两侧画弧向上向内划圈，两掌心相叠收于腹部丹田处，左内右外。同时左脚收回靠右脚，身体自然挺立（图10、图11）。

功 效 原 理

　　收式，是健身气功的常规必要的收功方法。练习本式，由炼气转为养气，能够起到引气归元、固本培元的功效，进而使习练者从练功状态恢复到正常状态，还可以放松全身肌肉，愉悦心情，进一步地巩固练功效果。

功之源 改编自"六字诀"中"嘻"字诀。

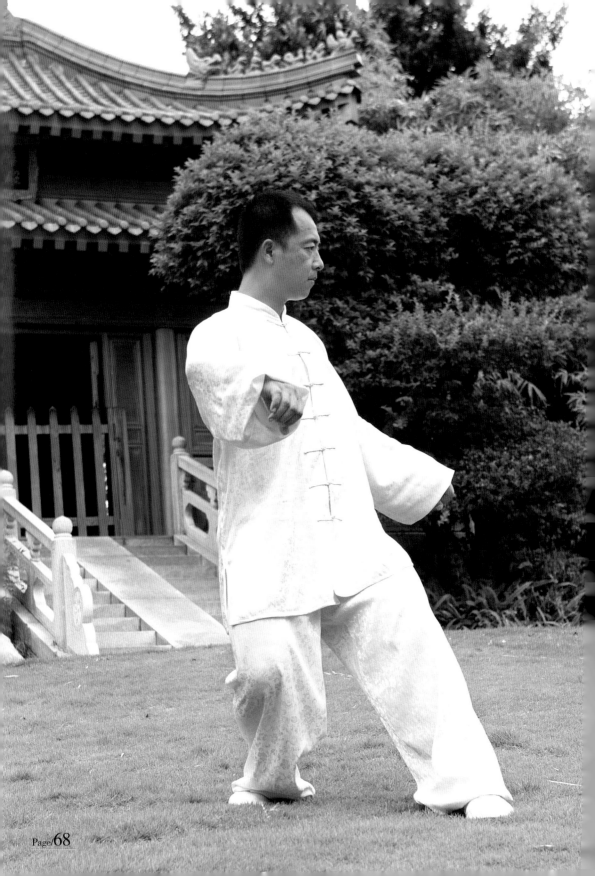

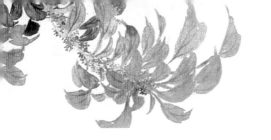

第三章

古代肝、胃导引养生术法精选

千百年来，古人精心创编了各种各样的导引养生术，虽然这些功法的名称和动作各异，但基本是通过肢体屈伸、脏腑摩运、呼吸吐纳等来活动筋骨、修养内功，从而达到保健养生的功效。

本章介绍了四套有关胃、肝保健方面的古代养生功法，详细描述了各招式、动作的要点和功效，并配有图片，便于读者自行揣摩学习。

一、传统导引养生术对肝、胃的保健作用

传统中医认为，治病从调肝入手，养生以强肾为功。中国传统养生法非常重视"精、气、神"的修炼，认为精气神是养生的基本要素，同时也是养生的目标，而先天之本——肾脏的强壮，是精气神充沛的源泉。若要肾脏功能保持强壮，可以通过胃经来实现。《黄帝内经》中就说："痿症独取阳明。"阳明正是指胃经。由此可知，肝、胃都是人体内重要的器官。健康的胃脏、肝脏，是人体进行生命活动的保证。

中国古代流传下来的养生术主要从论述气功、导引练形的理论及具体方法上阐明祛病保身、益寿延年之道，包括各门派、形式的导引练形，如八段锦、五禽戏、易筋经及各种气功著述。如后人从隋代巢元方的《诸病源候论》中辑出的《巢氏病源补养宣导法》以及南北朝达摩祖师的《易筋经》、明代袁黄的《静坐要诀》、清代娄杰的《八段锦坐立功法图诀》等。这些传统导引养生术中对腰腹的旋转、折叠、摩运，能够打通带脉，强化腰肾。因为肝肾同源，所以护肾就是护肝。揉腹一般是通过补泻作用，达到通畅经脉、强化脾胃的目的，同时能够泄掉腹水，改善代谢能力，对恢复肝功能大有裨益。

传统导引养生术多采用腹式呼吸法，能使横膈肌活动范围增加、胃液分泌增多、腹腔内压产生周期性变化，从而可以有节律地按摩胃、肠、肝、脾等内脏器官，能够促进胃肠蠕动和肝内血液循环、减少腹腔瘀血、调节内分泌、改善消化和吸收功能、减少便秘现象、降低血液中的胆固醇含量，对中老年人尤其重要。

二、八段锦

八段锦是古人创编的一套由八节不同动作组成的具有医疗和康复保健功用的体操。它在我国古代养生史与导引发展史上占有重要地位，是中国古代导引术动静结合的典范。"八段"是指此法一共八节，"锦"是指其姿势优美柔和，另一说为"集锦"之意。

八段锦历史悠久，起源于南朝梁代。南朝梁代陶弘景撰有《养性延命录》，

其中的一些动作与定型的八段锦中的某些动作相仿。

八段锦之名，最早见于北宋洪迈的《夷坚志》，但书中未记载八段锦的具体功法。南宋时期则流传下来两种八段锦，即曾慥（著名道教学者）八段锦（载于《道枢》）、汉钟离（钟离权，传为八仙之一）八段锦（载于《修真十书》），这两种八段锦都有具体文字描述其功法。早期的八段锦有站式、坐式，有单纯导引术，也有六字气诀结合导引术或吐纳兼导引等多种形式。

明清时期，八段锦有较大的发展，当时有多种八段锦同时流传，且当时的多部医学和养生著作，都以不同名称刊载过八段锦。其中明太祖朱元璋第十七子朱权在《活人心法》上卷的《导引法》中载录的"八段锦导引法"，因动作全面、上口易记、便于操作，又特别适合老年人习练而传播广泛，影响深远。

近代流传最广的动功八段锦套路及定型的八段锦歌诀，出现于清代光绪年间，现今所记载的八句七言歌诀即为当时早期版本。该七言歌诀为："两手托天理三焦，左右开弓似射雕。调理脾胃须单举，五劳七伤往后瞧。摇头摆尾去心火，背后七颠百病消。攒拳怒目增气力，两手攀足固肾腰。"此歌诀与之前流行的八段锦歌诀相比，去掉了呼吸吐纳、意守丹田等意念内容，强化了肢体导引部分，面向大众，使初学者易于学习。歌诀问世后，成为近现代最有影响的一种导引歌诀。

后世把坐式、站式八段锦分别称为坐八段、站八段。站式八段锦又有文武、南北之分。锻炼时采用马步，动作刚劲，称为武八段或北派；锻炼时采用站式，动作柔和，称为文八段或南派。本书介绍的是文八段。

可以说，八段锦是古代一套对祛病导引、健身导引等诸多动作术式进行精选、提炼而构成的套路式的导引健身法。八段锦自宋代问世至今已有八百余年，在形式和内容上都有较大的变化，清代基本定型后，目前仍是广受大众喜爱的养生锻炼项目，对增强体质、延年益寿有一定的帮助。

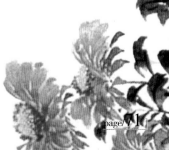

【第一式】双手托天理三焦

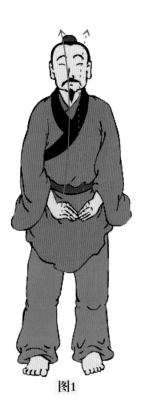

图1

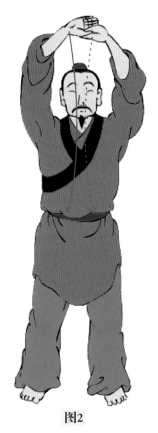

图2

1. 自然站立，两足平行分开，与肩同宽，两臂自然松垂身侧，含胸收腹，腰脊放松。头正平视，口齿轻闭，宁神调息，气沉丹田（图1）。

2. 双手自体前缓缓举至头顶，转掌心向上，用力向上托举，足跟亦随双手的托举而起落。托举数次后，双手转掌心朝下，沿体前缓缓按至小腹，还原（图2）。

功效原理

练习此式可吐故纳新，调理脏腑，滑利关节，尤其对上肢和腰背有很好的疗效。

口诀

十字交叉小腹前，翻掌向上意托天。

左右分掌拨云式，双手捧抱式还原。

式随气走要缓慢，一呼一吸一周旋。

呼气尽时停片刻，随气而成要自然。

【第二式】 左右开弓似射雕

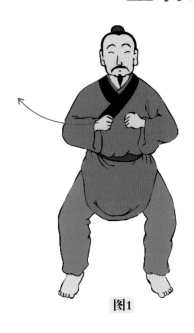

图1

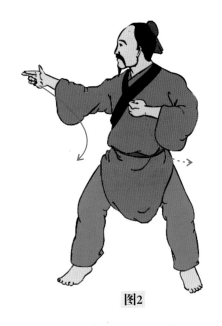

图2

1. 自然站立，左脚向左横开一步，身体下蹲成马步，双手虚握于两髋外侧，随后自胸前向上画弧提于与乳平高处，与乳距一拳许，意如拉紧弓弦，开弓如满月（图1）。

2. 右手手指捏成扶箭势，手臂向侧伸出，顺势转头向右，视线通过右手食指凝视远方，意如弓箭在手，待机而发。稍作停顿后，随即将两腿伸直，身体上起，顺势将两手向下画弧收回两髋外侧，并同时收回左腿，还原成自然站立。此为左势，右势反之。左右调换练习十数次（图2）。

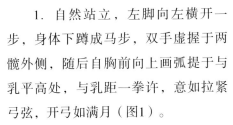

功 效 原 理

练习此式可加强呼吸和血液循环，调理肝肺，纠正姿势不正确造成的病态。

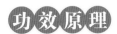

马步下蹲要稳健，双手交叉左胸前。

左推右拉似射箭，左手食指指朝天。

式随腰转换右式，双手交叉右胸前。

右推左拉眼观指，双手收回式还原。

【第三式】调理脾胃须单举

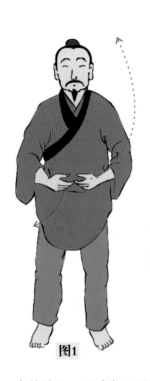

图1

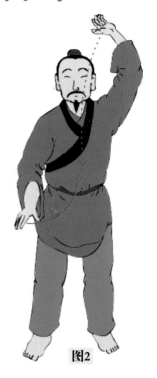

图2

1. 自然站立，两手掌心下按，随即向前画弧，顺势翻转掌心向上，两手指尖相接于小腹前（图1）。

2. 随后两手向内翻转，掌心向下，左手缓缓自体侧上举至头，翻转掌心向上，并向左外方用力举托，同时右手画弧移于右髋外侧，掌心向下，下接附应。举按数次后，左手沿体前缓缓下落，右手顺势画弧与左手同时相接于小腹之前，如起式。此为左势，右势与之方向相反（图2）。

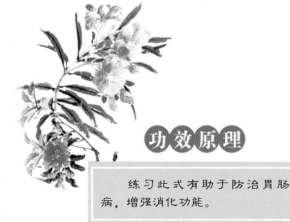

功效原理

练习此式有助于防治胃肠病，增强消化功能。

口决

双手重叠掌朝天，右上左下臂捧圆。

右掌旋臂托天去，左掌翻转至脾关。

双掌均沿胃经走，换臂托按一循环。

呼尽吸足勿用力，收式双掌回丹田。

【第四式】 五劳七伤往后瞧

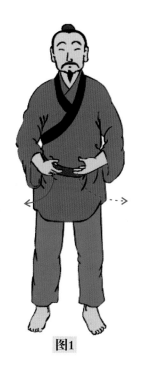

图1

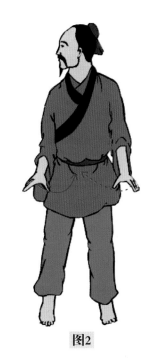

图2

1. 自然站立，双脚与肩同宽，双手自然下垂，宁神调息，气沉丹田。两手向外画弧，顺势翻转掌心向上，两手指尖相接于小腹前（图1）。

2. 随即配合呼气，将手心翻转向下，同时头部微微向右后方转动，两眼目视右后方，稍停顿后，配合吸气将头缓缓转正，两手顺势转向原位，即两手指尖相接于小腹前。此为右势，左势与之方向相反。如此十数次（图2）。

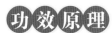

练习此式可消除疲劳，健脑安神，防治颈肩酸痛。

口诀

双拳捧抱似托盘，翻掌封按臂内旋。

头应随手向左转，引气向下至涌泉。

呼气尽时平松静，双臂收回掌朝天。

继续运转成右势，收式提气回丹田。

【第五式】 摇头摆尾去心火

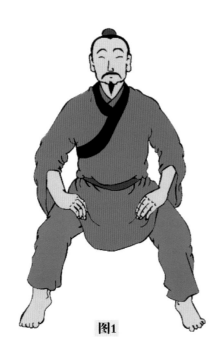

图1

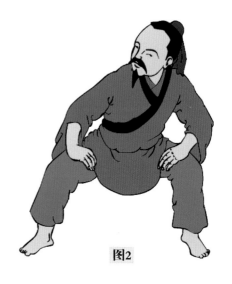

图2

1. 左脚向左横开一步，双膝下蹲，成马步。上体正直，稍向前探，双目平视，双手按在膝盖上，双肘外撑（图1）。

2. 以腰为轴，头脊要正，将躯干画弧摇转至左前方，左臂弯曲，右臂绷直，肘臂外撑，头与左膝呈一垂线，臀部向右下方撑劲，目视右足尖。稍停顿后，随即向相反方向，画弧摇至右前方。反复十数次（图2）。

功效原理

练习此式可解虚火上炎、烦躁不安等症状，有健肾强身之功效。

口诀

马步仆步可自选，双掌扶于膝上边。

头随呼气宜向左，双目却看右足尖。

吸气还原接右势，摇头斜看左足尖。

如此注返随气练，气不可浮意要专。

【第六式】 两手攀足固肾腰

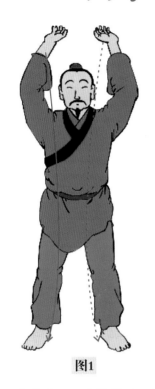

图1

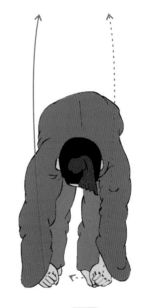

图2

1. 自然站立，左脚横开，与肩同宽。两臂平举自体侧缓缓抬起至头顶上方，转掌心朝上，手指向后，向上作托举势（图1）。

2. 稍停顿，两腿绷直，以腰为轴，身体前俯，双手顺势攀足，稍作停顿。身体缓缓直起，双手顺势上起于头顶之上，两臂伸直，掌心向前，再自身体两侧缓缓下落于两髋外侧，收回左脚仍为站立势。此为左势，右势与之方向相反。反复十数次（图2）。

功效原理

练习此式可治腰疾，增强肾腰功能，调节体液平衡。

口诀

两足横开一步宽，两手平扶小腹前。

平分左右向后转，吸气藏腰撑腰间。

式随气走定深浅，呼气弯腰盘足圆。

收式引导勿用力，松腰收腹守涌泉。

【第七式】 攥拳怒目增气力

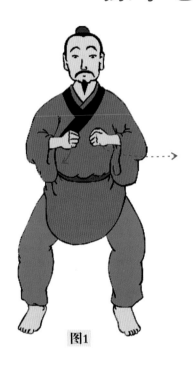

图1

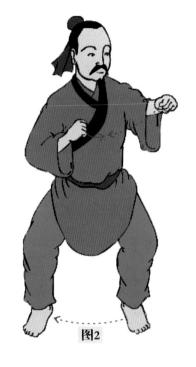

图2

1. 自然站立，左脚横开，两膝下蹲为骑马势。双手握拳，由下向上提到乳下，拳眼向上，两拳相对，两臂环抱如半月状（图1）。

2. 随后左拳向左前方击出，顺势头稍向左转，两眼怒视左拳远方，右拳同时拉后，与左拳出击形成一种相对拉力。稍停，将两拳收回胸前松开，向上画弧体侧落于两髋外侧，同时收回左脚，还原为自然站势。此为左势，右势与之方向相反。反复十数次（图2）。

功效原理

练习此式可激发经气，增强肌力，以调肺为主。

口诀

马步下蹲眼睁圆，双拳束抱在胸前。
拳引内气随腰转，前打后拉两臂悬。
吸气收回呼气放，左右轮换眼看拳。
两拳收回胸前抱，收脚按掌式还原。

【第八式】 背后七颠百病消

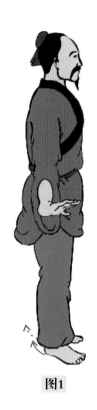

图1

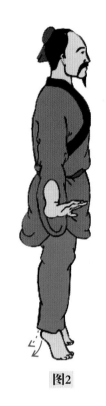

图2

1. 两足并拢，两脚尖成90°角，两腿直立，两手臂自然下垂，掌指向前平伸（图1）。

2. 随后双手平掌下按，顺势将两脚跟向上提起，同时配合吸气，稍作停顿，配合呼气将两脚跟下落着地，顺势将两手恢复为自然下垂。反复练习十数次（图2）。

功效原理

练习此式可疏通背部脊椎经脉，增强脊髓神经功能。

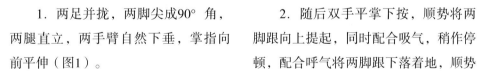

口诀

两脚并立撇足尖，足尖用力足跟悬。

呼气上顶手下按，落足呼气一周天。

如此反复共七遍，全身气走回丹田。

全身放松做颠抖，自然呼吸态怡然。

三、延年九转法

　　"延年九转法"又名"却（祛）病延年法"，是一套以自我按摩为主、动静结合的组合功法，主要锻炼部位在腹部和腰部，以摩腹为主，配合摇转，形动而心静。功法原载于清初方开手辑的《颐身集》，雍正年间颜伟根据方开所传功法《绘图列说》而传世，由"功法图"和"全图说"组成。功法图是一个系统的按摩导引法，由九个动作形态图和简明的行动说明组成，是主体部分；全图说主要阐述功法的功理及功法要点。功法共有九节动作，均有"转动"这一动作，常练能祛病延年，故名"延年九转法"，在民间广为流传。

　　本功法简便易学，动作柔缓，无任何偏差之弊，最适宜中老年人习练。功法的第一至第八节，以正身仰卧为主，或自然站式。

　　练习延年九转法不受时间、场地等限制。清晨睡醒后练习为早课，中午练习为午课，晚上临睡前练习为晚课。时间充裕的话，可一天练三次。初练功者早晚各做一次，三个月改每日一次，不可间断，只要持之以恒，必见成效。

　　依次做完前八节为1度，每次可做2～3度，最后延续九节摇身完毕，本功法就算全部做完一次。习练时解开衣裤，直接揉摩效果更佳。揉腹时须凝神静思，动作和缓均匀。练功期间，由于胃肠蠕动增强等生理功能的变化，常会出现腹内作响（肠鸣音）、嗳气、腹中温热或易饥饿等现象，这属于正常的练功效应，可顺其自然，无需做任何处理。腹内患有恶性肿瘤、内脏出血、腹壁感染的，以及妇女妊娠期间不宜练此功。

　　此功法能促进经络气血的运行和脏腑功能的发挥，有调整阴阳、补虚泻实、除旧布新、宽中理气、和胃降逆、健胃润肠的作用，对消化系统疾病，诸如胃下垂、胃炎、胃神经功能紊乱、习惯性便秘、慢性结肠炎以及肺结核、高血压、神经衰弱、慢性肝炎等疾病都有很好的疗效。

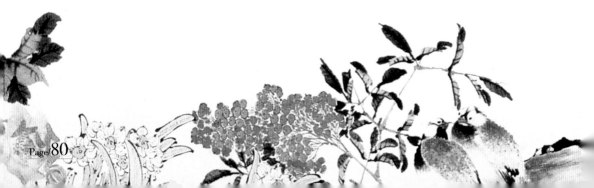

【第一式】
揉心窝

用两手中三指（食指、中指、无名指）按心窝（剑突下），由左向右顺时针旋转摩动21次。

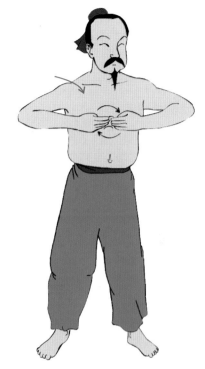

【第二式】
揉肚脐

用两手中三指，由心窝顺时针方向按摩而下，一边按摩一边移动，至曲骨（即耻骨联合部）为止。揉21次。

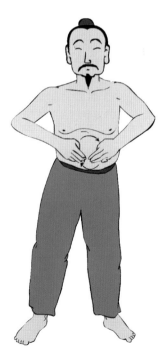

【第三式】
从曲骨处到心窝

用两手中三指，由曲骨处向两边分摩呈螺旋形顺揉而上，且揉且走，揉至心窝，两手交接为一次。揉21次。

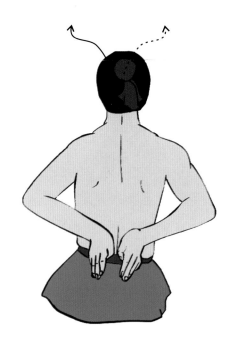

【第四式】
从心窝到曲骨处

用两手中三指，由心窝向下，直推至曲骨处，一下一上为一次。推21次。

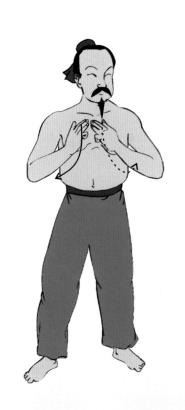

【第五式】
顺时针揉肚脐

左手置于腹股沟，右手以脐为中心，由左向下、向右、向上顺时针绕揉脐腹至左为一次。揉21次。

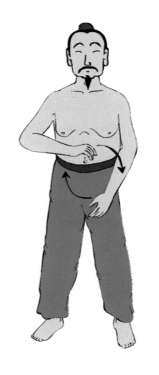

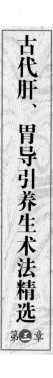
【第六式】
逆时针揉肚脐

右手置于腹股沟，左手由右向下、向左、向上绕揉脐腹至右为一次。揉21次（男子可以先做第六节，后做第五节；女子则先做第五节，后做第六节）。

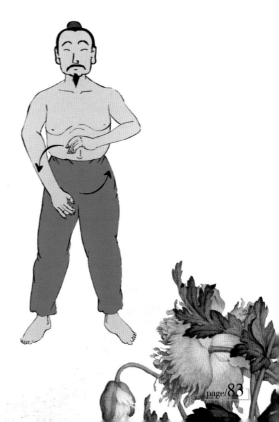

【第七式】
从左乳到左大腿根部

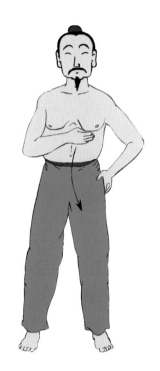

　　左手叉腰，置于左边软胁下腰肾处，大拇指向前，其余四指托后，轻轻捏定；以右手中三指，按在左乳部下方，向下直推至左大腿根处。推21次。

【第八式】
从右乳到右大腿根部

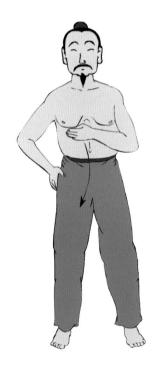

　　右手叉腰，置于右边软胁下腰肾处，大拇指向前，其余四指托后，轻轻捏定；以左手中三指，按在右乳部下方，向下推至右大腿根处。推21次。

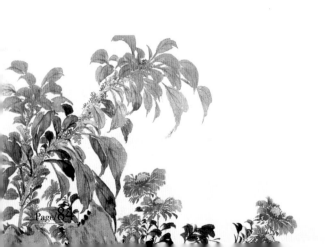

【第九式】 自然静坐

1. 自然盘坐，男子以左足跟抵住会阴，女子相反；两手握固，分按两膝上，两足趾稍收（图1）。

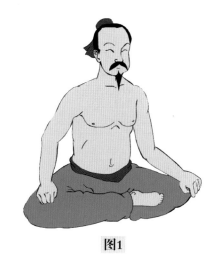

图1

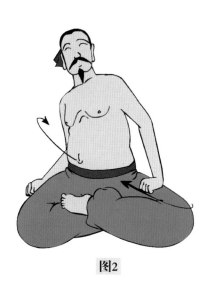

图2

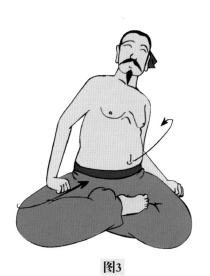

图3

2. 将上身自左前转向右后旋转21次（图2）。然后再自右向前转向左后旋转21次（图3）。摇身时可以逐渐将身向前后倾出，即向前摇时，可将胸肩摇出膝前，以至摇伏膝上；向后摇时，也尽量后仰。以摇转舒适为妙，摇转宜缓慢，不可急躁，切忌用大力。

四、五脏导引法

　　五脏导引法，是一套根据中医和气功理论，针对人体的五脏即心、肝、脾、肺、肾进行的强化保健，专门用来治疗五脏中的某些疾病而创编的以动功为主的锻炼方法，原名"胡见素坐功法"。该法最早见于《道藏·黄庭内景五脏六腑补泻图》（公元848年），后来《遵生八笺》中也有记载。

　　本功法易学、易练，以简单的动作来去除心、肝、脾、肺、肾的风邪毒气，使人体内脏恢复健康，功效巨大。（注：下文中所有的月份均指农历）

1．肺脏疾病导引法

　　七、八、九月适用。

　　双腿盘坐，两手按于地上，缩身屈脊，双手上举，挺直上身，做3次，可祛除肺中风邪积劳（图1）。然后左手臂屈肘伸到背后（图2），再换右手做，左右各3次。做完动作之后，恢复盘坐，闭目叩齿三次，咽津三次。

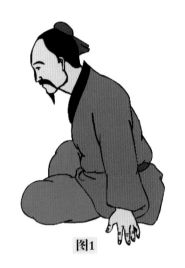

图1

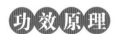

功效原理

　　祛除胸中风毒。

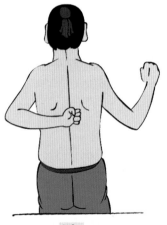

图2

2．心脏疾病导引法

四、五月间适用。

正坐，手握空拳，屈肘，两手上提至胸肋，左右拳交替向身体前方击出，各六次。再将一只手按在另一只手的手腕上，下面的手向上如托重石。然后两手交叉，用左右腿分别踏手5～6次。闭气，然后扣齿三次，咽津三次结束。

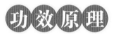

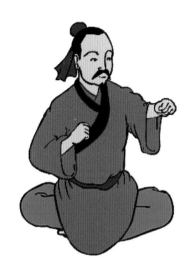

祛除心、胸间风邪等疾病。

3．肝脏疾病导引法

此法正月、二月、三月适用。

两手掌相叠，按在左肩上，缓缓向左侧转身，再将双手按在右肩上向右转身各三次。上身正直而坐，两手手指交叉，手臂向前推出伸直，手掌心向前；当手臂向后收回时，手掌心内翻向胸部，做15次。

功效原理

祛除肝脏的风毒积聚，使人不生病。收功方法同心脏导引法相同。

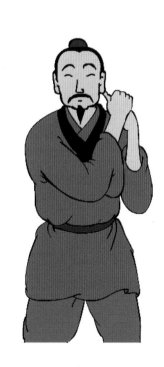

4. 脾脏疾病导引法

六月适用。

正坐，伸一只脚，屈一只脚，两手尽量向前伸，扳住伸出的脚尖部，两脚交替各做15次。再跪坐，用两手撑地，回头用力虎视，左右各做15次（图1、图2）。

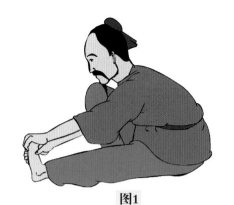

图1

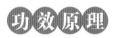

功 效 原 理

祛除脾脏积聚风邪，增进食欲。

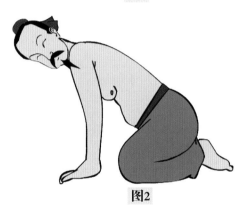

图2

5. 肾脏疾病导引法

冬季三个月适用。

正坐，右手掌心向上，如托巨石状，从耳旁向上举过头再收回，左右各做15次。再将双手掌相叠，抱住膝盖，向左向右转身各15次。再左右腿交替向前伸出，然后屈膝收回，左右腿各做20次。

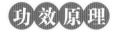

功 效 原 理

这种方法能祛除腰肾膀胱之间的风邪积聚。

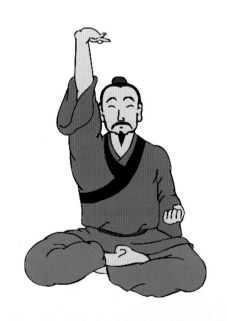

五脏分类法

脾弱之人	肝旺之人	肾虚之人	肺虚之人	心神脆弱之人
脾（胃）受纳功能低下，挑食。体态消瘦，易于疲倦，不耐劳。易患肠胃病。	形体偏瘦而肌肉结实，性情暴躁，饮食时多时少。易患眩晕、中风等病。	不耐久劳，腰膝无力，呼吸气急，性欲淡漠。易患不育、不孕、阳痿等病。	不耐风寒风热，容易出汗，语多则易疲乏。易患外感病，如感冒、咳嗽、气喘等病。	情绪易于波动，意志薄弱，不耐精神刺激，多愁善感。易患心悸、失眠、癫狂、痴呆等病。

图书在版编目（CIP）数据

和胃养肝功 / 文泰元编著. —太原：山西科学技术
出版社，2016.10
　　ISBN 978-7-5377-5419-4

　　Ⅰ．①和… Ⅱ．①文… Ⅲ．①和胃－气功－养生
(中医)②柔肝－气功－养生(中医) Ⅳ．①R247.4

　　中国版本图书馆CIP数据核字(2016)第241799号

和胃养肝功

出　版　人：赵建伟
编　　　著：文泰元
责 任 编 辑：郭丽丽
版 式 设 计：中映良品
封 面 设 计：中映良品

出 版 发 行：山西出版传媒集团·山西科学技术出版社
　　　　　　　地址：太原市建设南路21号　　邮编：030012
编辑部电话：0351-4922061
发 行 电话：0351-4922121
经　　　销：各地新华书店
印　　　刷：山西三联印刷厂
网　　　址：www.sxkxjscbs.com
微　　　信：sxkjcbs

开　　　本：230mm×170mm　　1/16　　　印张：6
字　　　数：160千字
版　　　次：2017年2月第1版　　2017年2月山西第1次印刷

书　　　号：ISBN 978-7-5377-5419-4
定　　　价：28.00元

本社常年法律顾问：王葆柯
如发现印、装质量问题，影响阅读，请与印刷厂联系调换。